健康贵州

本书获
贵州省卫健委省级重点建设学科"慢性非传染性疾病控制"项目、
贵州省传染病预防与控制人才基地项目资助

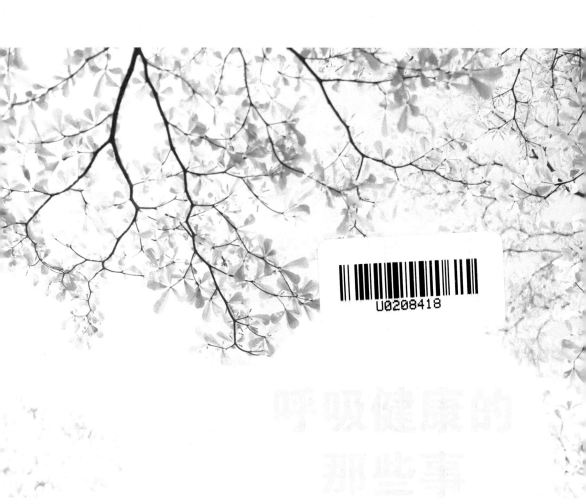

呼吸健康的
那些事

贵州省疾病预防控制中心 编

胡远东 张 骥 郭晓艳 赵否曦 刘 涛 主编

刘 涛 胡远东 孟豫筑 丛书主编

贵州科技出版社

图书在版编目（CIP）数据

呼吸健康的那些事 / 贵州省疾病预防控制中心编；

胡远东等主编. -- 贵阳 : 贵州科技出版社, 2022.7

（"健康贵州"丛书 / 刘涛, 胡远东, 孟豫筑主编.第三辑）

ISBN 978-7-5532-1073-5

Ⅰ. ①呼… Ⅱ. ①贵… ②胡… Ⅲ. ①呼吸系统疾病

—防治—普及读物 Ⅳ. ①R56–49

中国版本图书馆CIP数据核字(2022)第100515号

呼吸健康的那些事

HUXI JIANKANG DE NAXIESHI

出版发行	贵州科技出版社	
地　　址	贵阳市中天会展城会展东路A座（邮政编码：550081）	
网　　址	http://www.gzstph.com　http://www.gzkj.com.cn	
出 版 人	朱文迅	
经　　销	全国各地新华书店	
印　　刷	贵州新华印务有限责任公司	
版　　次	2022年7月第1版	
印　　次	2022年7月第1次	
字　　数	152千字	
印　　张	10.5	
开　　本	710 mm × 1000 mm　1/16	
书　　号	ISBN 978-7-5532-1073-5	
定　　价	40.00元	

天猫旗舰店：http://gzkjcbs.tmall.com

京东专营店：https://mall.jd.com/index−10293347.html?from=pc

《呼吸健康的那些事》
编委会

主　编：**胡远东**　贵州省疾病预防控制中心

　　　　张　骥　贵州省疾病预防控制中心

　　　　郭晓艳　贵州省疾病预防控制中心

　　　　赵否曦　贵州省疾病预防控制中心

　　　　刘　涛　贵州省疾病预防控制中心

编　委（以姓氏笔画为序）：

　　　　朱　玲　贵州省疾病预防控制中心

　　　　刘　涛　贵州省疾病预防控制中心

　　　　余昭锐　贵州省疾病预防控制中心

　　　　汪姜涛　贵州省疾病预防控制中心

　　　　张　骥　贵州省疾病预防控制中心

　　　　赵否曦　贵州省疾病预防控制中心

　　　　胡远东　贵州省疾病预防控制中心

　　　　徐莉娜　贵州省疾病预防控制中心

　　　　郭晓艳　贵州省疾病预防控制中心

"健康贵州"丛书编委会

主　编：刘　涛　　胡远东　　孟豫筑

编　委：李艳辉　　赵否曦　　徐莉娜　　张人华

　　　　冯　军　　刘　浪　　伍恩璇　　杨林谕

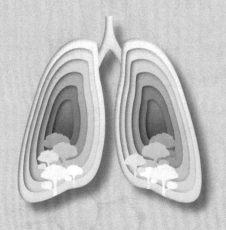

序

《庄子》曰："吹呴呼吸，吐故纳新，熊经鸟申，为寿而已矣。"人的一生需要呼吸几亿次，所有人的健康都离不开顺畅的呼吸。因此，预防和及时治疗呼吸道疾病，维护自身呼吸健康，对每一个人都非常重要。

疾病负担研究数据显示，2017 年全球约有 5.449 亿人患有慢性阻塞性肺疾病、支气管哮喘等慢性呼吸系统疾病，慢性呼吸系统疾病导致的死亡人数占全球全因死亡人数的 7.0%，慢性呼吸系统疾病成为 2017 年第三大致死疾病，仅次于心血管疾病和肿瘤。然而，与公众较为熟悉的、防控上投入较大的高血压、糖尿病、恶性肿瘤等疾病不同，长期以来，无论是在健康科普方面还是在防控措施方面，人们对呼吸系统疾病的重视程度都相对不足。因此，加大呼吸健康科普力度，提高政府和公众对呼吸健康的重视程度，是非常有必要的。

贵州省疾病预防控制中心慢性病防治研究所编写的"健康贵州丛书"之《呼吸健康的那些事》，用图文并茂的问答形式，深入浅出地介绍了慢性阻塞性肺疾病、支气管哮喘等常见呼吸道疾病的临床表现和防治方法，还介绍了鼾症、儿童误吸、烟草危害等与呼吸健康密切相关的知识。本书的出版是作者在呼吸健康科普领域的一次有益尝试。

衷心向您推荐本书。相信每一位读者在阅读本书之后，都能够了解呼吸、健康呼吸。

施贤清

医学博士 主任医师

贵州省人民医院重症医学科主任

中华医学会重症医学分会委员

中国重症医师协会全国委员

中国病理生理学会危重病医学专业委员会常委

中华老年病学重症学组常委

中华老年医学重症学组常委

贵州省重症医学分会候任主委

贵州省中西医结合重症医学分会副主任委员

中华医学会医疗鉴定专家库成员

2022 年 6 月

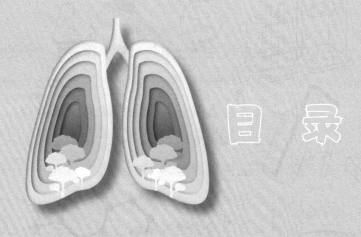

目 录

第一部分
基础知识

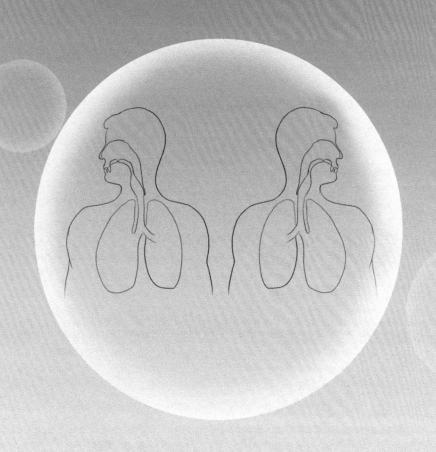

1. 什么是呼吸、外呼吸、内呼吸?

　　动物体在新陈代谢过程中要不断消耗氧气并产生二氧化碳，机体与外界环境进行气体交换的过程称为呼吸。气体交换地有两处：一处是外界与呼吸器官如肺、腮的气体交换，称外呼吸（肺呼吸或腮呼吸）；另一处是血液和组织液与机体组织、细胞之间的气体交换，称内呼吸。

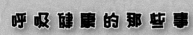

2. 什么是呼吸系统，可以分为哪几个部分？

呼吸系统是人体与外界空气进行气体交换的一系列器官的总称，包括鼻，咽，喉，气管，支气管，由大量的肺泡、血管、淋巴管、神经构成的肺，以及胸膜等组织。临床上常将鼻、咽、喉称为上呼吸道，气管及以下的气体通道（包括各级支气管和肺）称为下呼吸道。

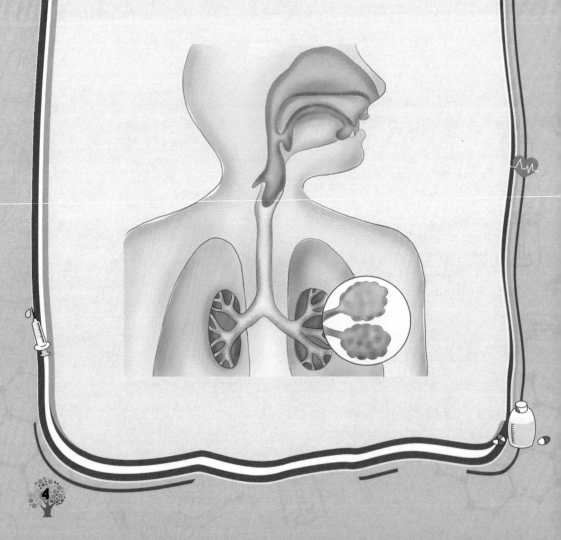

3. 呼吸道的各个部分有什么作用?

从鼻到环状软骨为上呼吸道，负责传送气体，其中鼻起到加温、湿润和清洁空气的作用，还能在发音时产生共鸣。咽、喉是食物与气体的共同通道，会厌部负责将食物隔开，避免误吸。

环状软骨以下的气管、各级支气管和肺组成下呼吸道。气管由软骨和平滑肌构成，软骨维持气管的开放状态，保持气体通畅；平滑肌可根据身体的需要进行扩张，改变气管口径。气管与支气管黏膜中的腺体能分泌含多种具有抑菌、抗病毒作用的黏液，黏膜上皮细胞表面的纤毛不断地向喉咽的方向摆动，将有灰尘的黏液上移，最后形成痰咳出体外。

成人肺部由几亿个肺泡和肺间质构成，肺泡由单层上皮细胞构成，外面包绕着毛细血管网，是肺进行气体交换的场所。

4. 呼吸运动是怎么进行的?

　　呼吸运动是胸腔有节律地扩大和缩小，从而使体内气体得以交换的过程，它是依靠呼吸肌的收缩和舒张进行的。呼吸运动的节律受中枢神经系统控制。介于胸腔、腹腔之间的膈肌是最重要的呼吸肌，膈肌收缩时胸腔的上下径加大，使得肺容积增大，进而引起肺内压的下降，以致呼吸道口的压力大于肺内压，空气即会向肺内流入，形成吸气运动；膈肌舒张时扩大的胸廓回弹，肺容积减小，进而引起肺内压的升高，以致肺内压大于呼吸道口的压力，这就迫使肺内的气体向呼吸道口外流，形成呼气运动。吸气运动是一种主动行为，而呼气运动则是被动行为。

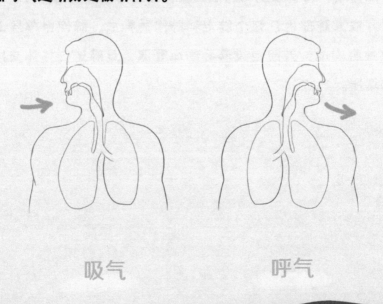

吸气　　　　　　　　呼气

5. 呼吸道如何调节吸入空气的温度、湿度?

　　大多数时候外界空气的温度、湿度都是低于肺部的,如果外部空气直接进入肺部,低温、干燥的空气会对肺部形成刺激作用。而由于鼻咽部的黏膜有非常丰富的血管网,且黏液腺时刻使黏膜表面保持湿润,当我们吸气时,吸入的空气通过鼻咽部,就能迅速被加热到体温水平,湿度也同时达到饱和状态,使得空气进入气管和肺部之前,已经变得温暖、湿润。如果在炎热的环境中,外界空气的温度高于体温,也可以通过这种调节机制把吸入肺部的空气的温度降低。鼻咽部的调温、调湿功能是对肺部的一种重要保护机制。

6. 呼吸道如何过滤吸入空气中的异物？

　　一般而言，外界空气中含有各种异物，其数量、种类、直径根据所处的环境而异。呼吸道有各种针对异物的过滤机制。上呼吸道主要是物理过滤，鼻毛可以过滤较大的异物；而具有复杂形状的鼻甲则可以使异物直接落在鼻甲黏膜上，这个阶段主要过滤直径大于 10 μm 的颗粒。气管、支气管和细支气管的黏膜覆盖有黏液层，黏液层下的无数纤毛持续摆动，将黏液和吸附到黏液中的细小颗粒向喉咽方向移动。这些黏液和颗粒到达咽部后，被吞咽进入消化道或被咳出。这个阶段主要过滤直径 2~10 μm 的颗粒。进入呼吸性细支气管、肺泡管和肺泡的微小颗粒（直径小于 2 μm）则被肺组织中的巨噬细胞吞噬，吞噬颗粒后的巨噬细胞迁移至黏液层，随黏液排出。

7. 肺部是怎么进行气体交换的?

肺部的气体交换主要是通过肺泡完成的。肺泡是支气管树最末端的部分,可以看成被毛细血管包裹着的无数微小空腔。新鲜空气经肺通气进入肺泡后,由于肺泡壁两侧动脉血与静脉血的氧气和二氧化碳浓度不同,氧气从肺泡扩散到静脉血,而静脉血中的二氧化碳则向肺泡扩散。通过扩散,静脉血中的氧气含量逐渐升高,二氧化碳含量逐渐降低。气体扩散是一种不依赖细胞转运的物理过程,速度极快,肺泡内的气体交换仅需约 0.3 s 即可完成,因此,氧气含量较低的静脉血流经肺部,在短时间内就变成了富含氧气的动脉血。

8. 进入体内的氧气是怎么被利用的?

进入体内的氧气在肺部完成气体交换后,被血液中的红细胞携带到全身所有器官并供给细胞,与通过消化系统吸收的营养物质一起参与细胞呼吸过程。细胞呼吸是指生物体内的有机物在细胞内经过一系列的氧化分解,最终生成二氧化碳或其他产物,并且释放出能量的总过程。细胞呼吸包括有氧呼吸和无氧呼吸两种类型。

有氧呼吸是指细胞在氧气的参与下,通过多种酶的催化作用,把葡萄糖等有机物彻底氧化分解,产生二氧化碳和水,释放能量,生成大量腺苷三磷酸(ATP)的过程。

无氧呼吸是细胞在无氧条件下,通过多种酶的催化作用,把葡萄糖等有机物不彻底地氧化分解,产生乙醇和二氧化碳,或者乳酸,释放出少量能量,生成少量ATP的过程。

9. 人为什么会咳嗽，咳嗽有什么意义?

咳嗽是一种非常常见的呼吸道反应。当呼吸系统受到各种炎症、异物或理化刺激时，在咳嗽反射的控制下，首先声门关闭、呼吸肌收缩、肺内压快速升高，然后声门张开、肺内高压空气喷射而出，并出现我们熟悉的咳嗽声，如果气道中有较多分泌物，痰液还会伴随着咳嗽咳出。咳嗽具有生理和病理的双重意义，在生理状态下，咳嗽动作可以及时清除进入呼吸道的异物或过多的气道分泌物，使呼吸道保持畅通；在病理状态下，若炎症长期存在，咳嗽症状一直持续，会给患者带来不适。

咳嗽的过程

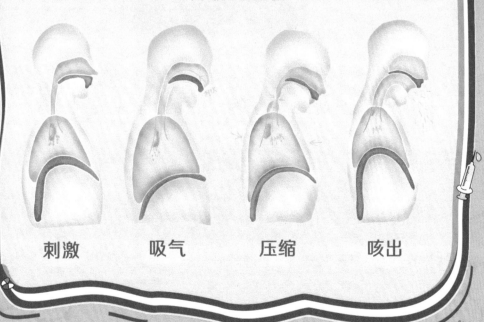

| 刺激 | 吸气 | 压缩 | 咳出 |

10. 咳嗽是如何受到神经系统控制的?

呼吸道黏膜中分布着无数可以感受机械刺激和理化刺激的神经末梢感受器。当外界刺激达到一定强度时,神经末梢感受器产生神经冲动,通过迷走神经中的传入纤维,传导到延髓背侧部邻近呼吸中枢的延髓咳嗽中枢。咳嗽中枢再发出信号,通过迷走神经传出纤维、喉上神经和脑神经等途径下传,一直传到与咳嗽动作有关的咽喉肌、声门、膈肌、呼吸肌等咳嗽效应器,由这些肌肉或部位的协调动作引起咳嗽的发生。

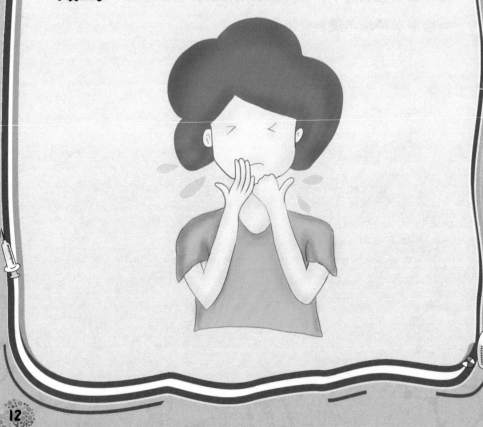

11. 镇咳药的机制是什么?

　　镇咳药分为中枢性镇咳药和外周性镇咳药。中枢性镇咳药通过直接抑制延髓咳嗽中枢而发挥镇咳作用。根据是否具有成瘾性和麻醉作用，还可以把中枢性镇咳药进一步分为麻醉性镇咳药（成瘾性镇咳药）和非麻醉性镇咳药（非成瘾性镇咳药）两类，前者主要有可待因、福尔可定等，后者以右美沙芬、喷托维林较为常见。外周性镇咳药通过抑制咳嗽反射弧中的神经末梢感受器、传入神经、传出神经或咳嗽效应器等任一环节或多个环节而发挥镇咳作用，包括苯佐那酯、那可丁、苯丙哌林等。部分镇咳药兼有中枢性和外周性作用。

12. 咳嗽必须用镇咳药吗?

咳嗽具有生理和病理双重意义,生理意义的咳嗽对身体具有保护作用,可以及时清除进入呼吸道的异物和过多的气道分泌物,保持呼吸道畅通。而长时间持续的咳嗽则是一种疾病的症状,会给患者带来痛苦。因此,使用镇咳药也应视情况而定,在病理刺激持续存在的情况下,盲目、单纯地使用镇咳药,不仅会掩盖病情,还会导致咳嗽对身体的保护作用减弱,气道分泌物无法及时排出。正确的做法应当是根据咳嗽严重程度酌情使用镇咳药物缓解咳嗽带来的不适,同时明确病因,并辅以抗感染治疗、化痰治疗等。

13. 人为什么会咳痰，痰的成分是什么？

痰的主要成分是气管、支气管腺体和杯状细胞的分泌物，还包括一部分死亡的黏膜上皮细胞和巨噬细胞。在正常情况下，呼吸道黏膜腺体持续分泌少量黏液，并覆盖于整个呼吸道表面，形成黏液层，从而保持呼吸道的湿润并吸附吸入的异物颗粒。气道黏膜表面的柱状上皮纤毛持续单向摆动，将黏液向喉咽方向移动，使其最终随咳嗽咳出或被吞咽进入消化道。因为在生理情况下黏液分泌量比较少，所以通常感觉不到有痰。而在感染、炎症、理化刺激等病理情况下，呼吸道黏膜腺体持续分泌大量黏液，就会出现明显的咳痰症状。痰的性状和疾病有一定关系，如白色泡沫黏液痰多见于支气管炎和支气管哮喘（简称哮喘），黄色脓样痰多为化脓性感染所致，粉红色泡沫痰可能为肺水肿所致，但不能仅靠痰的性状诊断疾病。

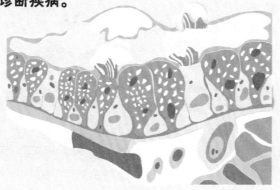

呼吸道黏膜与痰液

14. 常见的慢性呼吸系统疾病有哪些，它们的危害有多大？

常见的慢性呼吸系统疾病包括哮喘、慢性阻塞性肺疾病（COPD）、间质性肺病、肺结节病、尘肺病和其他慢性呼吸系统疾病。根据调查研究，2017 年全球估计有 5.449 亿人患有慢性呼吸系统疾病，患病率约为 7.1%。2017 年全球因慢性呼吸系统疾病死亡的人数为 3 914 196 人，占全球全因死亡总人数的 7.0%，为 2017 年第三大致死疾病，仅次于心血管疾病和肿瘤。COPD 是慢性呼吸系统疾病所致死亡的首位原因，每 10 万人中有 41.9 人因 COPD 死亡，占全球全因死亡总人数的 5.7%。哮喘是全球第二大流行的慢性呼吸系统疾病，患病率约为 3.9%。肺间质肺病与肺结节病患病人数要少于前两者，患病率仅为 0.08%。

15. 常规体检有哪些与呼吸系统有关的检查?

　　在常规体检中，呼吸健康主要通过影像学检查和肺功能检查进行评价。

　　影像学检查主要是胸部 X 线检查和胸部 CT 检查。胸部 X 线检查一般用于评估肺部的整体外形、位置等是否正常，分辨率较胸部 CT 检查低，但是价格也较便宜；胸部 CT 检查则是以"断层扫描＋计算机辅助处理"的方式进行检查，不仅能够分层对呼吸系统情况进行分析，先进的三维重建技术还能呈现清晰而完整的影像。

　　肺功能检查是指用专门的肺功能仪检测肺容积功能和肺通气功能。肺功能检查主要用于早期检出肺、气道病变，评估呼吸系统疾病的病情严重程度及预后，评定治疗方法的效果，鉴别呼吸困难的原因，评估患者对手术或劳动的耐受力等。

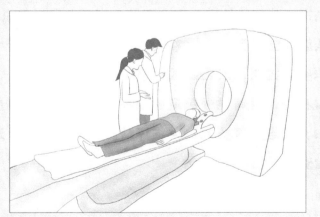

胸部 CT 检查

16. 怎么做肺功能检查，有什么注意事项?

肺功能检查方式：受试者通过吹气嘴／面罩和导管连接肺功能仪，同时用鼻夹夹住鼻翼，在操作员的指导下，按步骤进行吸气和吹气。一般有以下几个步骤：

（1）受试者最大限度用力吸气。

（2）短暂屏气。

（3）以最大力量、最快速度呼气，直到肺完全"排空"。

（4）重复一次，然后放松。

（5）呼气需持续至没有空气可以被呼出，至少需维持6 s。

在上述过程中，肺功能仪对受试者的吹气流量以及流速进行分析，得出其肺功能状况。做完肺功能检查以后，一般在1 h内可以得到检查结果。

在进行肺功能检查之前应评估受试者是否有禁忌证，有严重低氧血症，近期发生气胸、肋骨骨折、心脑血管疾病且病情未得到控制，消化道或呼吸道活动性出血，当日需进行内镜检查，活动性呼吸道感染等情况的，以及习惯性流产孕妇，应当由医务人员详细评估受试者是否可以进行肺功能检查。

17. 肺功能检查都包含哪些指标?

肺功能检查包括肺容积功能检查和肺通气功能检查。

（1）肺容积功能检查中，常用的指标如下：

潮气量（VT）：平静呼吸时每次吸入或呼出的气量。正常参考值约为 500 mL。

补吸气量（IRV）：平静吸气末再用力吸气所能吸入的最大气量，反应胸肺的弹性和吸气肌的力量。正常参考值为男性约 2.16 L，女性约 1.5 L。

深吸气量（IC）：平静呼气末尽力吸气所能吸入的最大气量，由潮气量与补吸气量组成，即 IC=VT+IRV。正常参考值为男性约 2.6 L，女性约 1.9 L。

肺活量（VC）：深吸气末尽力呼出的最大气量，正常参考值为男性约 3.47 L，女性约 2.44 L。

肺总量（TLC）：深吸气后肺内所含的气体总量，即等于肺活量加残气量（RV）。正常范围为男性（5.09±0.87）L，女性（4.00±0.83）L。

（2）肺通气功能检查中，常用的指标如下：

用力肺活量（FVC）：指最大吸气至 TLC 位后以最大用力、最快速度呼出的气量，正常情况下与 VC 一致，可以反映较大气道的呼气期阻力。

第 1 秒用力呼气容积（FEV_1）：指最大吸气至 TLC 位

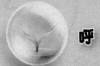

后第1秒内的呼气量，既是容量测定，也是1秒内的平均流速测定，是肺功能受损的主要指标。正常范围为男性（3.18±0.12）L，女性（2.31±0.05）L。

一秒率（FEV$_1$/FVC）：指 FEV$_1$ 占 FVC 之比，是判断气道阻塞的常用指标，可反映通气障碍的类型和程度。

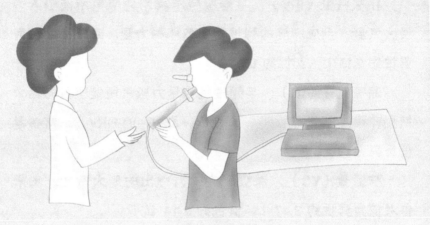

肺功能检查

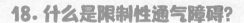

18. 什么是限制性通气障碍?

　　前文在"呼吸运动是怎么进行的"小节中介绍过，呼吸运动是胸腔有节律地扩大和缩小，从而实现主动吸气和被动呼气的过程。当参与呼吸运动的肺组织、呼吸肌或神经出现病变时，肺的扩张和收缩受到限制而引起的通气功能障碍，就称为限制性通气障碍。

　　肺组织损伤后发生肺纤维化、肺僵硬度增加，或胸廓畸形影响正常的胸廓运动，以及渐冻症等神经肌肉疾病影响参与呼吸运动的肋间肌和膈肌，都会导致限制性通气障碍。肺功能检查中主要体现为 TLC 和 VC 小于预计值的 80%，而 FEV_1/FVC 多正常或升高。

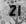

19. 什么是阻塞性通气障碍?

阻塞性通气障碍是指由于各种原因使呼吸道中一个或多个环节出现狭窄、阻塞，气道开放不足或提前关闭引起的通气功能障碍。慢性阻塞性肺疾病一般以内径在 2 mm 以内的小气道阻塞为主，而哮喘以及阻塞性睡眠呼吸暂停一般引起直径较大的上气道阻塞。阻塞性通气障碍的肺功能检查结果一般表现为 FEV_1/FVC 降低，而早期 VC 多正常，常合并有 RV、功能残气量（FRC）和 RV/TLC 的升高。

20. 什么是纤维支气管镜检查?

纤维支气管镜检查是利用光纤原理,将细长的光导纤维支气管镜经口或鼻插入患者的呼吸道,经过声门进入气管和支气管以及更远端,使医务人员可以直接观察气管和支气管是否存在异物或病变,并可以直接进行病变部位取样活检、异物取出、吸取气道分泌物等操作。与传统的影像学检查相比,纤维支气管镜检查的优势是可以直接观察病变部位并进行取样活检等操作。与外科手术相比,纤维支气管镜检查的优势则是基本无创且操作时间短、准备程序少、操作人员要求相对较低。因此,纤维支气管镜检查在肺部疾病诊断和治疗中的应用日益广泛。

纤维支气管镜检查

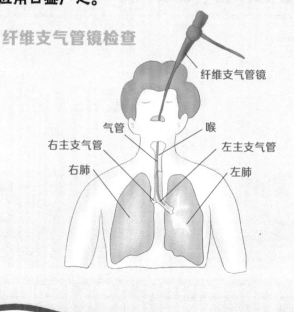

纤维支气管镜
气管
喉
右主支气管
左主支气管
右肺
左肺

21. 什么是血气分析?

　　血气分析是用血气分析仪测定人体血液中的氢离子浓度和溶解在血液中的氧气及二氧化碳等气体的量,从而了解机体呼吸功能与酸碱平衡状态的一种检测手段。血气分析一般需从桡动脉、颈动脉、股动脉等部位采集动脉血作为标本。

　　血气分析一般用于低氧血症和呼吸衰竭的诊断、呼吸困难的鉴别诊断、昏迷的鉴别诊断、呼吸机治疗的效果评价、重症和麻醉手术患者的监护等。血气分析可直接测定的指标主要有动脉血氢离子浓度(pH)、动脉血氧分压(PaO_2)、动脉血二氧化碳分压($PaCO_2$)等。

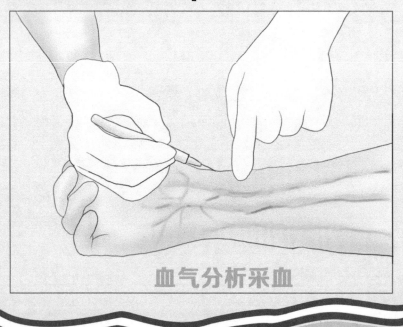

血气分析采血

22. 什么是呼吸衰竭?

呼吸衰竭（也称呼吸功能障碍）是各种原因引起的肺通气和（或）换气功能严重障碍，使机体无法进行有效的气体交换，导致缺氧，部分伴有二氧化碳潴留，从而引起一系列生理功能和代谢紊乱的临床综合征。

呼吸衰竭主要通过血气分析进行诊断。在标准大气压下，于静息条件下呼吸室内空气，血气分析 PaO_2 < 60 mmHg 为 I 型呼吸衰竭，一般由肺泡换气功能障碍引起。如果在 PaO_2 降低的同时伴有 $PaCO_2$ > 50 mmHg，即为 II 型呼吸衰竭，主要由肺泡通气障碍引起。

呼吸衰竭

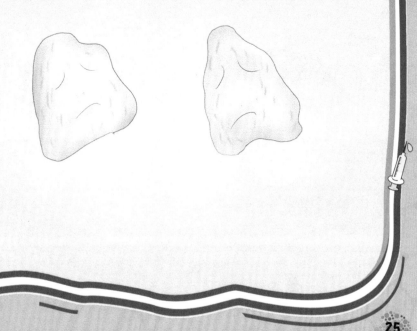

23. 慢性呼吸衰竭都有哪些临床表现?

慢性呼吸衰竭的临床表现大致可分为三个方面。

（1）血液氧含量降低的直接表现：患者口唇和甲床等皮肤较薄的部位发绀（发绀是因为血液中脱氧血红蛋白增多，导致皮肤和黏膜呈青紫色改变）。

（2）呼吸系统代偿和失代偿的表现：患者多表现为呼吸频率加快，呼吸表浅，鼻翼扇动，胸锁乳突肌、三角肌、胸大肌、斜方肌、肋间肌及腹部肌肉等辅助肌参与呼吸活动。

（3）其他器官长期缺氧后的损伤表现：神经系统长期缺氧可出现精神、情绪异常和认知障碍（肺性脑病），消化道长期缺氧可出现黏膜溃疡和出血，心脏长期缺氧可出现心律失常和血压异常。

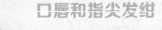

口唇和指尖发绀

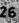

24. 哪些肿瘤标志物和肺癌有关？它们升高就一定是患有癌症吗？

肿瘤标志物检测是中高端体检套餐中常见的项目，其原理是检测血液中是否含有肿瘤细胞分泌的各种特异性分子及其含量的多少。与原发性肺癌有关的标志物主要有癌胚抗原（CEA）、神经元特异性烯醇化酶（NSE）、细胞角蛋白19片段、胃泌素释放肽前体（ProGRP）以及鳞状上皮细胞癌抗原（SCC）等。

需要注意的是，肿瘤标志物并不能单独作为诊断是否患有癌症的依据，因为除恶性肿瘤外还有其他原因可引起肿瘤标志物升高。肿瘤的诊断应当结合临床症状、影像学表现和病理检查等综合分析确定。肿瘤标志物主要用于临床诊断肿瘤后的亚型区分，肿瘤标志物的动态变化也可以用于评价肿瘤治疗的预后和效果。

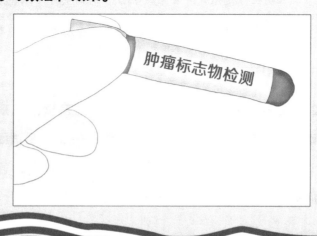

肿瘤标志物检测

25. 有哪些常用的量表可以用于呼吸健康评价?

常用的用于呼吸健康评价的量表有改良的英国医学研究委员会呼吸困难量表(mMRC)、COPD评估测试问卷(CAT)、圣乔治呼吸问卷(SGRQ)、Borg呼吸困难评分量表等,这里只介绍前2个较简单的量表。

(1)改良的英国医学研究委员会呼吸困难量表(mMRC)分为5级,由患者选择最符合本人情况的级别。级别越高,患者呼吸困难的程度越重,说明患者病情也越重。

改良的英国医学研究委员会呼吸困难量表(mMRC)

mMRC 分级	对应描述
0级	我仅在费力运动时出现呼吸困难
1级	我平地快步行走或步行爬小坡时出现气短
2级	我由于气短,平地行走时比同龄人慢或者需要停下来休息
3级	我在行走100 m左右或数分钟后需要停下来休息
4级	我因严重呼吸困难以致不能离开家,或在穿衣服、脱衣时出现呼吸困难

(2)COPD评估测试问卷(CAT)包括咳嗽、咳痰、胸闷、运动、日常活动、情绪、睡眠、精力共8个测试因子,每个测试因子0~5分,程度评估越重,得分越高;各因子分数相加得总分,总分越高,患者病情越严重。

COPD 评估测试问卷 (CAT)

测试因子	程度评估（轻）	得分						程度评估（重）
咳嗽	我从不咳嗽	0	1	2	3	4	5	我总是咳嗽
咳痰	我一点痰也没有	0	1	2	3	4	5	我有很多痰
胸闷	我没有任何胸闷的感觉	0	1	2	3	4	5	我感觉胸闷很严重
运动	当我爬坡或上一层楼时没有气喘	0	1	2	3	4	5	当我爬坡或上一层楼时感觉呼吸困难
日常活动	我在家里的活动都不受慢阻肺的影响	0	1	2	3	4	5	我吃饭、穿衣等活动都受到慢阻肺的影响
情绪	尽管我有肺病，但我有信心外出	0	1	2	3	4	5	因为我有肺病，我做任何事都没有信心
睡眠	我睡眠很好	0	1	2	3	4	5	我睡眠很不好
精力	我精力旺盛	0	1	2	3	4	5	我一点精力都没有

26. 什么是 6 分钟步行试验?

6 分钟步行试验是指要求患者在平直走廊里尽可能快地行走,测定 6 min 的步行距离。

6 分钟步行试验简单易行且安全性高,仅需要约 30 m 长的走廊和一些简便的监测设备（如计时器、供患者休息的椅子、应急药物等）即可完成,可以对患者心血管系统、呼吸系统、运动系统、神经系统进行全面完整的评价。

6 分钟步行试验的评价标准因对象而异,对于老年人,6 min 步行距离小于 150 m 为重度异常,150~300 m 为中度异常,301~450 m 为轻度异常,大于 450 m 为正常。

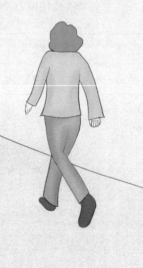

6 分钟步行试验

第二部分
慢性阻塞性肺疾病

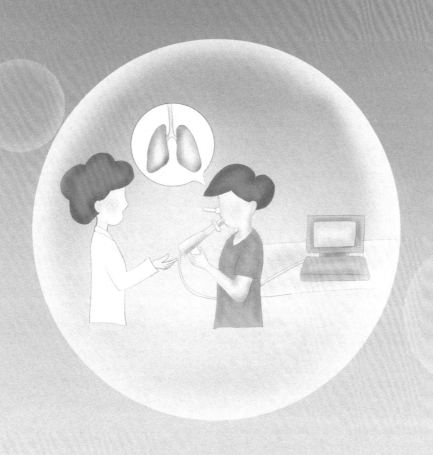

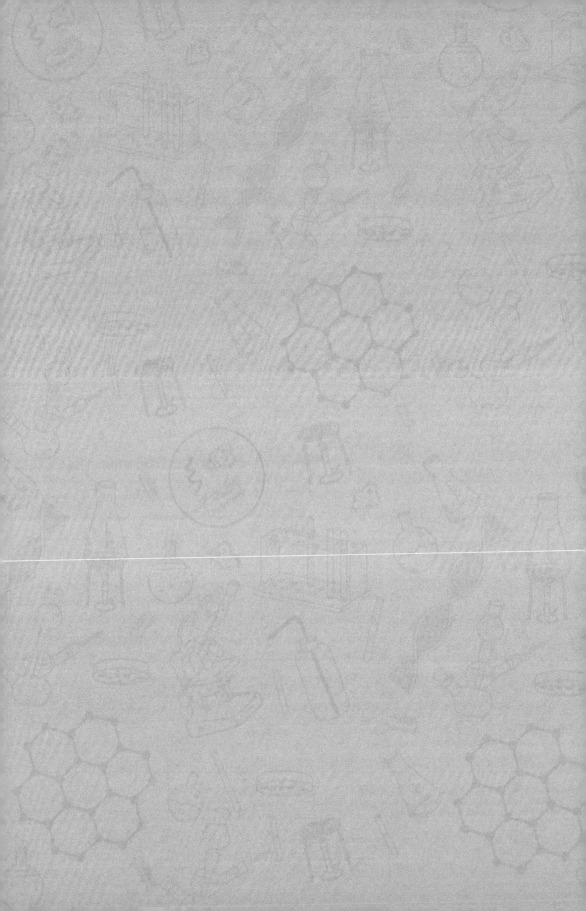

1. 什么是慢性阻塞性肺疾病?

慢性阻塞性肺疾病（COPD）简称慢阻肺，是一种常见的可预防、可治疗的慢性呼吸道疾病，其主要特征是持续存在的气流受限和明显的呼吸系统症状。由于呼吸道发生慢性炎症，慢阻肺患者的气流受限状况会继续恶化。长期接触环境中有害颗粒或气体是慢阻肺的主要诱因，基因遗传等因素也可影响慢阻肺的发生。当前，在我国慢阻肺及其并发症导致的死亡人数和医疗负担不断升高，但公众对慢阻肺的知晓率较低，大多数慢阻肺患者没有得到及时诊断和治疗。慢阻肺在我国呈现高患病率、高致死率、高经济负担以及低知晓率、低治疗率的特点。

常见的可防可治的
呼吸系统疾病

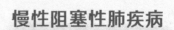

慢性阻塞性肺疾病

2. 慢阻肺是怎样发生的?

　　人体在吸入有害颗粒或有害气体后会引起气道的氧化应激和炎症反应。慢性炎症反应促进气道平滑肌和成纤维细胞增生，重塑小气道结构，导致气流受限和气体交换异常。气流受限使气体蓄积于肺内，肺过度充气和胸膜腔内压增高，进而出现劳力性呼吸困难和活动耐量下降。同时有害颗粒和有害气体刺激气道上皮，增加黏液分泌量，引起纤毛运动障碍，黏液高分泌和纤毛功能失调是慢阻肺患者长期咳嗽、咳痰的重要原因。随着慢阻肺病情继续发展，患者还可发生肺动脉高压、慢性肺源性心脏病等多种合并症，导致全身不良反应。

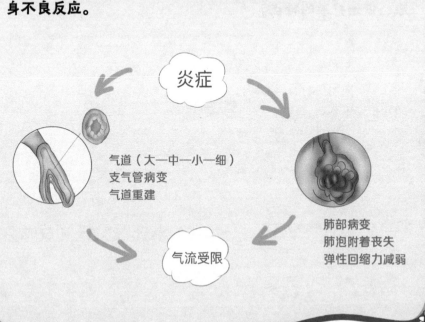

炎症

气道（大—中—小—细）
支气管病变
气道重建

气流受限

肺部病变
肺泡附着丧失
弹性回缩力减弱

3. 我国的慢阻肺患病情况是怎样的?

我国慢阻肺患者人数众多，2002 年，钟南山院士调查了北京、上海、广州等 7 个省市的慢阻肺患者，发现全国 40 岁以上人群慢阻肺患病率为 8.2%，相当于 100 个人中约有 8 个人患有慢阻肺，男性患病率高于女性，农村患病率高于城市。2013—2015 年，王辰院士牵头开展中国成人肺部健康研究，调查数据显示，我国 20 岁以上人群慢阻肺患病率为 8.6%，40 岁以上人群慢阻肺患病率为 13.7%。根据这个患病率估算，我国约有 9990 万名慢阻肺患者，患病情况仍然是男性患病率高于女性，农村患病率高于城市。2017 年，我国因慢阻肺死亡的人数大约为 95.4 万，慢阻肺成为我国居民的第三位死亡原因。慢阻肺已经成为与高血压、糖尿病一样常见的慢性疾病。

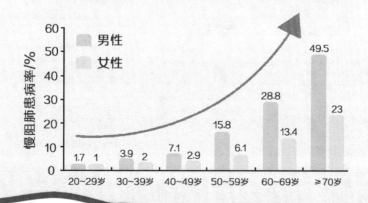

年龄越大，慢阻肺患病率越高；男性患病率高于女性

4. 哪些因素可以引起慢阻肺？

引起慢阻肺的危险因素包括个体因素以及环境因素，它们之间相互影响。

（1）个体因素包括：① α1-抗胰蛋白酶缺乏；②年龄（年龄越大，慢阻肺患病率越高）；③肺生长发育不良；④肺气肿；⑤慢性支气管炎；⑥低体重指数（体重指数 <18.5 kg/m²）。

（2）环境因素包括：①烟草（吸烟是慢阻肺最重要的环境致病因素）；②燃料烟雾（柴草、煤炭和动物粪便燃烧时产生含有大量有害成分的烟雾和颗粒）；③空气污染；④职业性粉尘；⑤病毒和（或）细菌感染；⑥营养状况差。

引起慢阻肺的危险因素

环境因素		个体因素
烟草		遗传因素，如 α1-抗胰蛋白酶缺乏
燃料烟雾		
空气污染	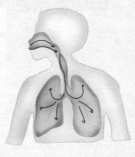	年龄
职业性粉尘		肺生长发育不良
病毒和（或）细菌感染		肺气肿
营养状况差		慢性支气管炎
		低体重指数

5. 哪些人容易患慢阻肺?

《慢性阻塞性肺疾病基层诊疗指南（2018）》将符合以下1个及以上特征的人群定义为慢阻肺的高危人群：

（1）年龄 ≥ 35 岁。

（2）吸烟或长期接触"二手烟"污染。

（3）患有某些特定疾病，如哮喘、过敏性鼻炎、慢性支气管炎、肺气肿等。

（4）直系亲属中有慢阻肺家族史。

（5）居住在空气污染严重地区，尤其是二氧化硫等有害气体污染的地区。

（6）长期从事接触粉尘、有毒有害化学气体、重金属颗粒等工作。

（7）在婴幼儿时期反复患下呼吸道感染。

（8）居住在气候寒冷、潮湿地区以及使用燃煤、木柴取暖。

（9）维生素 A 缺乏或者胎儿时期肺发育不良。

（10）营养状况较差，体重指数较低。

6. 慢阻肺有哪些临床症状?

《慢性阻塞性肺疾病诊治指南（2021年修订版）》指出，慢阻肺的主要症状是慢性咳嗽、咳痰和呼吸困难。早期慢阻肺患者可能没有明显症状，随病情进展症状日益显著；咳嗽、咳痰症状通常在疾病早期出现，而后期则以呼吸困难为主要表现。症状特征及演变如下。

（1）慢性咳嗽：慢阻肺常见的症状。咳嗽症状出现缓慢，迁延多年，以晨起和夜间阵咳为主。

（2）咳痰：多为咳嗽伴随症状，痰液常为白色黏液浆液性，常于早晨起床时剧烈阵咳，咳出较多黏液浆液样痰后症状缓解；急性加重时痰液可变为脓性黏液而不易咳出。

（3）气短或呼吸困难：早期仅在劳力时出现，之后逐渐加重，以致日常活动甚至休息时也感到呼吸困难；活动后呼吸困难是慢阻肺的"标志性症状"。

（4）胸闷和喘息：部分患者有明显的胸闷和喘息，此非慢阻肺特异性症状，常见于重症或急性加重患者。

呼吸困难

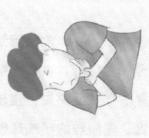

呼吸困难是慢阻肺的"标志性症状",也是患者焦虑的主要原因,早期仅在劳力时出现,之后逐渐加重,甚至休息时也感到呼吸困难

咳痰

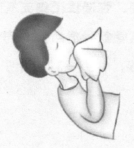

咳嗽时咳少量黏液,合并感染时痰量增多,有脓性痰

咳嗽

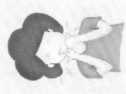

初期咳嗽呈间歇性,以晨起和夜间阵咳为主

7. 怎样才能确诊慢阻肺?

慢阻肺的诊断应结合临床症状、危险因素接触史、体格检查及实验室结果综合分析确定。对具有呼吸困难、慢性咳嗽和咳痰症状，或者反复下呼吸道感染、慢阻肺高危人群都应该考虑慢阻肺的可能性。慢阻肺的明确诊断需要进行肺功能检查，检查结果表现为持续气流受限是确诊慢阻肺的必备条件，同时需要排除其他可引起气流受限的疾病，如支气管扩张、肺结核纤维化病变、弥漫性泛细支气管炎以及闭塞性细支气管炎等。吸入支气管舒张剂后，一秒率 <70%，即可判断存在持续的气流受限；如果一秒率介于 60%~80%，应重复肺功能检查以确诊。

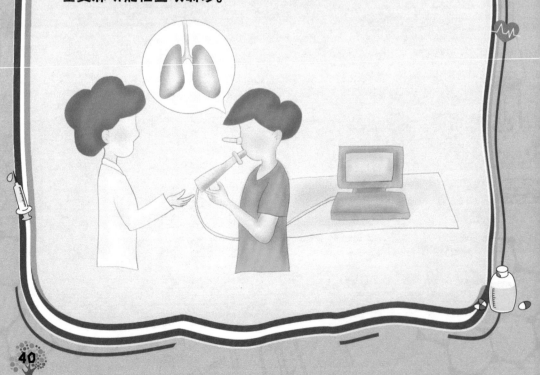

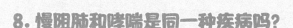

8. 慢阻肺和哮喘是同一种疾病吗?

慢阻肺和哮喘都是慢性呼吸系统疾病,都有咳嗽、气喘、呼吸困难的症状,但这是两种不同的疾病。在发病因素上,哮喘患者通常具有过敏体质,部分患者还有哮喘家族史;慢阻肺患者则常有长期吸烟行为或者常年接触有害气体、有害颗粒的经历。在发病年龄上,哮喘容易在青少年时期发病,慢阻肺往往是中老年人才发病。在治疗上,哮喘主要关注过敏原,通常是在使用激素的基础上加用支气管舒张剂;而慢阻肺强调戒烟,在治疗过程中主要在使用支气管舒张剂的基础上加用激素。这两种疾病都需要长期规范治疗,同时注意避免感冒着凉。

9. 如何尽早发现和诊断慢阻肺？

　　对于年龄 40 岁以上且有长期吸烟行为的人，如果出现咳嗽、咳痰 3 个月以上，且在活动后有气促症状，就应该及时到医院进行肺功能检测，以明确是否患有慢阻肺。即使年龄尚未到 40 岁，但是长期吸烟或者接触"二手烟"，经常暴露于油烟、粉尘环境，或者在秋冬季空气状况不佳时容易出现慢性咳嗽、咳痰症状的人，也需要警惕慢阻肺的发生。总体来说，即使尚未出现慢阻肺的典型症状，也建议慢阻肺高危人群定期检查肺功能。如果检查结果显示一秒率介于 60%~80%，应重复肺功能检查以确诊；一秒率 >80% 则每年进行一次肺功能检查。

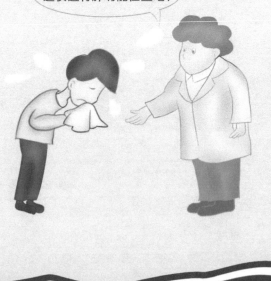

赶快进行肺功能检查吧！

10. 基层医疗机构可以确诊慢阻肺吗?

　　根据我国现行的分级诊疗规定，不同级别医疗机构在慢阻肺的诊疗中承担不同任务。基层医疗卫生机构主要进行慢阻肺高危人群筛查、患者康复治疗和日常随访工作，二级及以上医院可以确诊慢阻肺、制订治疗方案，并在患者病情稳定后将其转诊至基层医疗机构进行管理。基层医疗机构虽然不能确诊慢阻肺，但可以通过筛查问卷发现慢阻肺高危个体。当前较常用的筛查问卷包括《慢性阻塞性肺疾病人群筛查问卷》和《慢性阻塞性肺疾病自我筛查问卷》。

慢性阻塞性肺疾病人群筛查问卷

问题	选项	评分标准	得分
您今年多少岁	35~49 岁	0	
	50~59 岁	1	
	60~69 岁	2	
	≥ 70 岁	2	
在您的生命中，您是否已经至少吸了 100 支烟	否	0	
	是	2	
	不知道	0	

43

续表

问题	选项	评分标准	得分
过去 1 个月内，您感到气短有多频繁	从未感觉到气短	0	
	很少感觉气短	0	
	有时感到气短	1	
	经常感觉气短	2	
	总是感觉气短	2	
您是否曾咳出"东西"，例如黏液或痰	从未咳出	0	
	是的，但仅在偶尔感冒或胸部感染时咳出	0	
	是的，每月都咳几天	1	
	是的，大多数日子都咳	1	
	是的，每天都咳	2	
请选择能够最准确地描述您在过去 12 个月内日常生活状况的答案：因为呼吸问题，您的活动量是否比以前少了	强烈反对	0	
	反对	0	
	不确定	0	
	同意	1	
	非常同意	2	

注：总得分 ≥ 5 分可认为是慢阻肺高危个体。

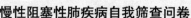

慢性阻塞性肺疾病自我筛查问卷

问题	选项	评分标准	得分
您的年龄	40~49 岁	0	
	50~59 岁	3	
	60~69 岁	7	
	≥ 70 岁	10	
您吸烟总量（包·年）= 每天吸烟_包 × 吸烟_年	0~14 包·年	0	
	15~30 包·年	1	
	≥ 30 包·年	2	
您的体重指数（kg/m²）= 体重_kg/ 身高²_m²【如果不会计算，您的体重属于哪一类：很瘦（7），一般（4），稍胖（1），很胖（0）】	< 18.5 kg/m²	7	
	18.5~23.9 kg/m²	4	
	24.0~27.9 kg/m²	1	
	≥ 28 kg/m²	0	
没感冒时您是否经常咳嗽	是	3	
	否	0	
您平时是否感觉有气促	没有气促	0	
	在平地急行或爬小坡时感觉气促	2	
	平地正常行走时感觉气促	3	
您目前使用煤炉或柴草烹饪或取暖吗	是	1	
	否	0	
您父母、兄弟姐妹及子女中，是否有人患哮喘、慢性支气管炎、肺气肿或慢阻肺	是	2	
	否	0	

注：总得分 ≥ 16 分应进行肺功能检查，明确是否患有慢阻肺。

11. 慢阻肺病程可分为哪几期?

慢阻肺病程根据症状可分为稳定期和急性加重期。稳定期患者临床症状轻微,咳嗽、咳痰和气短等症状稳定。稳定期患者的治疗重点是减轻当前症状,防止疾病急性加重,减少慢阻肺病死率。急性加重期是指患者呼吸系统症状突然恶化,超过日常变化水平,主要表现为呼吸困难加重,常伴有发热、咳嗽、咳痰、胸闷、喘息加剧、痰量增加、痰液颜色或者黏度改变等,也可出现全身不适、意识不清等临床症状。慢阻肺急性加重可导致患者出现急性肺源性心脏病和肺性脑病等严重并发症。预防慢阻肺进入急性加重期和及时发现、治疗慢阻肺急性加重对减轻患者疾病负担至关重要。

12. 哪些因素会导致慢阻肺急性加重?

　　由于受多种因素影响,慢阻肺患者的急性加重次数存在较大个体差异,数据显示慢阻肺患者平均每年发生0.5~3.5次急性加重。慢阻肺急性加重主要由以下因素引起:呼吸道感染,这是慢阻肺急性加重最常见的诱因,包括上呼吸道、气管、支气管细菌或者病毒感染;呼吸道黏液分泌增加,痰液清除不彻底;烟草烟雾、空气污染、吸入过敏原以及气温变化等理化因素;稳定期治疗不规范或自行中断治疗可导致稳定期患者急性加重,治疗过程中发生误吸是部分患者反复急性加重的重要原因;睡眠不足或活动过量;其他尚未明确的诱因。

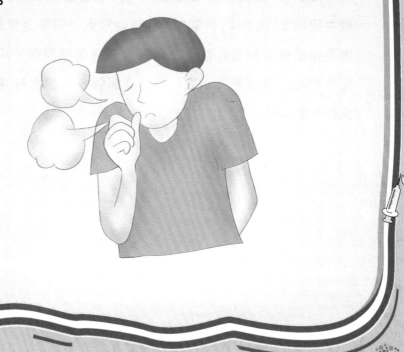

13. 慢阻肺的常用治疗药物有哪些?

慢阻肺的常用治疗药物有以下几类：一是支气管舒张剂，主要的支气管舒张剂包括 β_2 受体激动剂、抗胆碱能药物以及茶碱类药物。β_2 受体激动剂分为短效和长效两种类型，短效 β_2 受体激动剂（SABA）主要有特布他林、沙丁胺醇等，长效 β_2 受体激动剂（LABA）主要有沙美特罗、茚达特罗、奥达特罗和维兰特罗等。抗胆碱能药物也有短效和长效两种类型，短效抗胆碱能药物（SAMA）主要有异丙托溴铵，长效抗胆碱能药物（LAMA）主要有噻托溴铵、格隆溴铵等。茶碱类药物主要有氨茶碱。二是吸入性糖皮质激素（ICS），主要有布地奈德、二丙酸倍氯米松等。三是磷酸二酯酶4（PDE-4）抑制剂，目前较常见的药物为罗氟司特。四是祛痰药及抗氧化剂，主要有 N-乙酰半胱氨酸（NAC）、羧甲司坦、氨溴索等。五是抗菌类药物，主要有阿莫西林、头孢类药物等。

14. 支气管舒张剂治疗慢阻肺的机制是什么，有何注意事项?

支气管舒张剂是慢阻肺的基础一线治疗药物，其作用机制主要是激活 β_2 受体（β_2 受体激动剂）、阻断 M 胆碱受体（抗胆碱能药物），扩张支气管，改善气流受限，从而减轻慢阻肺症状。与口服药物相比，吸入性药物的疗效和安全性更好，因此在使用支气管舒张剂治疗慢阻肺时，首选吸入性药物治疗。但是支气管舒张剂可能会引起不良反应，吸入 β_2 受体激动剂的常见不良反应包括心动过速、肌肉震颤（一般是手颤）、头晕、头痛，少见口咽部刺激、心律失常等不良反应；吸入抗胆碱能药物的常见不良反应包括咳嗽、头晕、头痛，也可引起荨麻疹、闭角型青光眼、心率加快等；吸入茶碱类药物的不良反应与剂量相关，当血液中茶碱浓度 >15 mg/L 时不良反应明显增加，较常见的不良反应有恶心、呕吐、腹痛、心动过速、呼吸急促。

15. 支气管舒张剂可以和其他药物联合使用吗?

　　不同类型支气管舒张剂之间、支气管舒张剂与其他药物之间可以联合使用。不同作用机制的支气管舒张剂联合治疗效果好于单一支气管舒张剂治疗效果。LABA 和 LAMA 联合治疗，可以更好地改善肺功能和症状。目前较常见的联合制剂包括福莫特罗／格隆溴铵、奥达特罗／噻托溴铵、维兰特罗／乌镁溴铵、茚达特罗／格隆溴铵。LABA 和 ICS 联合使用比单独使用 LABA 或者 ICS 能更好地降低慢阻肺急性发作的风险，目前较常见的联合制剂包括福莫特罗／布地奈德、沙美特罗／氟替卡松、福莫特罗／倍氯米松。针对 LABA 联合 ICS 治疗后仍然有症状的患者，可采用增加 LAMA 的三联疗法，目前国内有布地奈德／富马酸福莫特罗／格隆溴铵、糠酸氟替卡松／维兰特罗／乌镁溴铵等三联制剂。

慢阻肺治疗策略的优化

单药治疗	双联治疗	三联治疗
LABA单药 LAMA单药	LABA/LAMA联用 ICS/LABA联用	ICS/LAMA/LABA 三联

16. 使用 ICS 治疗慢阻肺有什么注意事项?

　　单独使用 ICS 不能有效阻止肺功能降低, 因此在治疗慢阻肺时一般不单独使用 ICS, 通常在使用 1 种或 2 种长效支气管舒张剂的基础上考虑联合 ICS 治疗。总体而言 ICS 的不良反应较少, 但是有吸烟行为和急性加重史的慢阻肺患者使用 ICS 可能增加发生肺炎的风险。ICS 沉积于口咽还可引起口腔疼痛、口咽部真菌感染、喉部刺激、声音嘶哑, 患者吸药后及时用清水含漱口咽部可减少上述不良反应。其他不良反应多表现为荨麻疹、血管性水肿等过敏反应, 罕见的不良反应有白内障、库欣综合征等。

17. 使用吸入性药物治疗慢阻肺需要注意什么？

使用吸入性药物治疗慢阻肺时，由于患者气道存在较多黏液，可能影响药物进入效应部位，因此建议患者主动咳嗽排痰后再吸入药物，避免药物达不到有效剂量，无法发挥药效。在选择吸入装置时，需要考虑患者的吸气能力和手口协调操作能力。有足够的吸气能力，且手口协调好的患者可选择干粉吸入剂（DPI）、压力定量气雾剂（pMDI）或者软雾吸入剂（SMI）中的任意一种，手口协调不佳的患者可依次选择DPI、pMDI+储物罐、SMI；吸气能力不足，但手口协调好的患者可依次选择SMI、pMDI，手口协调不佳但不需要机械通气的患者可依次选择pMDI+储物罐、SMI、雾化器，手口协调不佳且需要机械通气的患者可依次选择雾化器、pMDI或SMI。

18. 使用罗氟司特有什么注意事项?

　　罗氟司特的使用方式不是吸入而是口服。罗氟司特没有直接扩张支气管的作用,使用支气管舒张剂治疗效果不理想的患者,可以通过使用该药减轻慢阻肺的炎症反应,减少慢阻肺急性加重次数。在使用罗氟司特治疗早期,可能出现恶心、头痛、食欲下降、腹痛、腹泻、睡眠障碍等不良反应,随着治疗时间延长不良反应逐渐消失。在罗氟司特治疗期间会发生不明原因的体重下降,因此建议在治疗期间监测体重,低体重慢阻肺患者避免使用该药。精神不良反应是罗氟司特另一个主要副作用,有失眠、焦虑、抑郁或者其他精神症状的患者也应谨慎使用该药。罗氟司特与茶碱类药物不能同时使用。

19. 使用祛痰药和抗氧化剂需要注意什么?

　　NAC、羧甲司坦、福多司坦、氨溴索是常见的同时具有祛痰和抗氧化双重作用的药物,可以促进气道黏液溶解,改善通气功能,减少慢阻肺急性加重次数,且不良反应较少。慢阻肺患者只要有咳嗽、咳痰症状,即使没有呼吸困难症状也可以长期使用上述药物。由于上述药物有双重功效,在实际使用时应根据病情选择不同的剂量和疗程。上述药物一般在大剂量、长疗程时主要发挥抗氧化作用,如果主要作为祛痰治疗药物,使用时则需要剂量减半。如果患者不能维持长疗程、大剂量用药,可以在冬春季连续使用 6 个月后,剂量减半,以维持祛痰效果,改善咳嗽、咳痰等症状,降低慢阻肺急性加重发作频率。

20. 稳定期慢阻肺患者可以通过哪些措施控制病情？

一是减少环境暴露：戒烟是针对有吸烟行为的慢阻肺患者的关键干预措施，建议所有慢阻肺患者戒烟；在条件允许时，避免持续性的职业暴露；使用清洁燃料、改善厨房通风，减少燃料烟雾暴露。二是药物治疗：药物治疗主要用于预防和控制症状，降低急性加重的风险。药物选择需要遵循优先选择吸入性药物，坚持长期规范化、个体化治疗的原则。根据患者的临床症状，制订最初治疗方案，若按最初方案治疗有效，且没有出现明显的药物不良反应，可在同一水平维持长期规律治疗；若按最初方案治疗后仍有持续存在的症状或症状改善不明显，应调整方案。三是呼吸康复治疗：对于有呼吸困难症状的患者，在患者身体能够承受的情况下，呼吸康复治疗最好能持续6~8周，每周在医生的指导下进行2次运动训练。四是合理膳食：维持营养均衡。

21. 稳定期慢阻肺患者怎么选择药物治疗方案?

支气管舒张剂是治疗慢阻肺的基本药物，针对有呼吸困难症状和运动受限患者的最初治疗，可使用短效支气管舒张剂（SABA 或 SAMA）。对于轻度或中度气流受限的患者，在短效支气管舒张剂未控制症状的情况下，建议使用长效支气管舒张剂（LABA 或 LAMA）。在使用上述药物后症状仍然未得到有效改善或者存有严重气流受限的患者可以采用联合治疗方案，包括 LABA+ICS 和 LABA+LAMA 等。对于慢阻肺合并哮喘的患者，起始治疗方案即可使用 LABA+ICS 联合治疗。经上述治疗如果症状缓解不明显、急性加重频繁发作的患者，可以采取 ICS+LABA+LAMA 三联治疗。

22. 稳定期慢阻肺患者可以进行哪些运动?

　　稳定期慢阻肺患者可以进行有氧训练、阻抗训练等。有氧训练又称心肺功能训练,指机体在一定时间内动用全身大肌群进行低强度、长时间的运动,常见的有氧训练包括快走、慢跑、跳舞、上下楼梯等。阻抗训练又称力量训练,是通过克服一定的负荷来提高肌肉力量的一种运动方式,阻抗训练通常包含器械训练和徒手训练,进行器械训练时主要使用哑铃、弹力带、滑轮等器械,徒手训练则主要包括做引体向上、深蹲、俯卧撑等。患者在进行以上运动训练时,需要结合个体情况量力而行,对于合并有不稳定心绞痛、严重心律失常、心功能不全、未控制的高血压等心血管疾病,或有影响运动的神经肌肉疾病、关节病变等的患者,应经医生评估后决定运动的频率和强度。

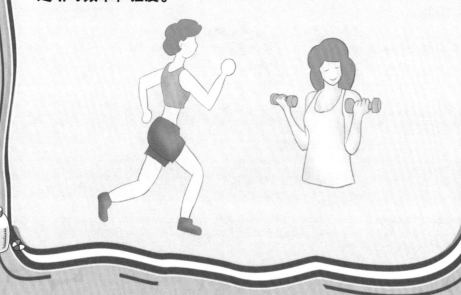

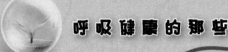

23. 稳定期慢阻肺患者可以练习太极拳和八段锦吗?

太极拳和八段锦有助于提高慢阻肺患者的运动耐力,改善其肺功能和生活质量。传统太极拳包括多种流派,推荐练习24式简化太极拳,其动作柔和;八段锦由8个动作构成,简单易练习。在练习太极拳和八段锦前需进行5 min的放松运动,在练习过程中以动作配合呼吸,动作和呼吸都应缓慢而均匀。可坚持长期练习,每周练习3~5次,运动量根据个体的身体状态而定。由于太极拳的动作复杂、幅度较大且对下肢力量要求较高,患者要根据自己的年龄、病情合理运动,不建议年龄较大、肺功能低下、运动能力不足或者存在严重下肢关节疾病的患者练习太极拳。肺功能低下或肢体活动明显受限的患者可尝试练习坐式八段锦。

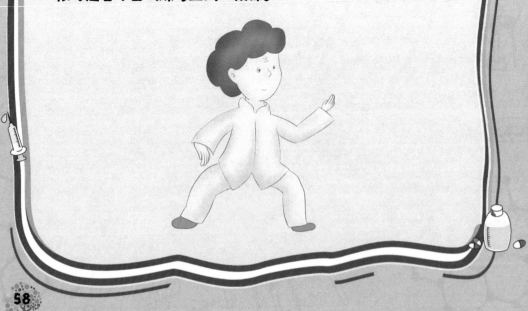

24. 改善稳定期慢阻肺患者呼吸困难的方法有哪些?

　　呼吸训练包括缩唇呼吸训练、腹式呼吸训练，可以有效改善慢阻肺患者的呼吸困难症状，提高患者运动能力。患者在进行缩唇呼吸训练时需放松身心，尽量用鼻缓慢吸气，然后半闭嘴唇呼气，让气体缓慢、均匀地从唇间轻轻呼出，吸气与呼气时间比为1：2。进行缩唇呼吸训练，建议每次训练持续15~30 min，每天训练3次。患者在进行腹式呼吸训练时，采取半坐位或坐位，左手置于胸前，右手置于腹部，用鼻缓慢深吸气，闭口唇，尽力吸气将腹部缓慢鼓起，呼气时尽量将腹内收，模拟吹口哨的姿势，鼓腮、缩唇、吹气，患者呼吸频率维持在每分钟7~8次。建议每次训练持续10 min，每天训练3~4次。

25. 稳定期慢阻肺患者可以吸氧吗?

《慢性阻塞性肺疾病诊治指南（2021年修订版）》指出，稳定期慢阻肺患者一般在具有以下特征时可接受长期氧疗。

（1）静息时氧分压（PaO_2）≤ 7.3 KPa，或动脉血氧饱和度（SaO_2）≤ 88%，伴或不伴有 3 周发生 2 次高碳酸血症的情况。

（2）静息时 PaO_2 为 7.3~8.0 KPa，患者出现肺动脉高压、外周水肿或者红细胞增多症。

吸氧方式一般为经鼻导管吸入，流量 1.0~2.0 L/ min，每日吸氧时间大于 15 h。长期吸氧可以保证对人体的氧气供应，维持重要器官功能。慢性呼吸衰竭的患者，尤其是伴随有心血管疾病的老年患者通过长期氧疗可以提高严重低氧血症的生存率。

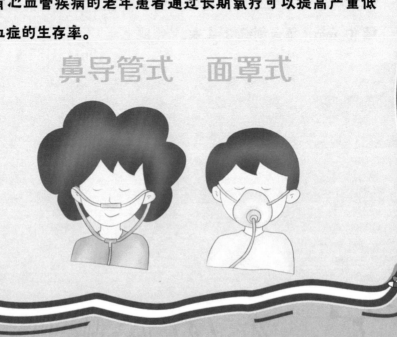

鼻导管式　面罩式

26. 慢阻肺患者的饮食需要注意什么?

　　慢阻肺患者的营养补充遵循保证充足能量供应,维持理想体重的原则。一般而言,慢阻肺患者的饮食强调高蛋白质、低碳水化合物。为了维持肺功能和免疫能力,慢阻肺患者每天蛋白质摄入量应维持在 1.2~1.7 g/kg 体重,蛋白质食物每餐均衡供给。使用橄榄油、亚麻籽油等富含不饱和脂肪酸的食用油,限制饱和脂肪酸食物的摄入。多吃新鲜蔬菜水果,保证钙、硒等微量元素摄入。选择蒸煮、清炖等烹调方式,保证食物软烂、易消化,不对呼吸道造成刺激,避免食用生、冷和刺激性食物。少量多次进餐,每餐不宜过饱,每日进 3~4 餐,餐后适量运动,避免腹胀和呼吸短促。

27. 慢阻肺患者什么情况下该从基层医疗机构转诊至上级医院?

慢阻肺急性加重早期、病情较轻的患者可以在基层医疗机构治疗,但应关注病情变化,一旦初始治疗效果不佳,症状进一步加重,应及时转送二级及以上医院诊治。一般出现以下情况之一可考虑转诊到综合医院呼吸专科治疗:当慢阻肺患者出现中度或者重度急性加重,经过紧急处理后症状无明显缓解,需要住院或机械通气治疗,应紧急转诊;慢阻肺患者经过规范化治疗后症状控制不理想,频繁出现急性加重,可进行转诊;为评价慢阻肺合并症或并发症,需要做进一步检查或治疗,可进行转诊;因需要做肺功能等检查确诊慢阻肺,而基层医疗机构诊疗条件有限,可进行转诊。

28. 慢阻肺急性加重需要住院治疗吗?

　　慢阻肺急性加重的程度受基础疾病、合并症等因素影响，根据临床表现不同，急性加重期可分为：轻度，仅使用短效支气管舒张剂治疗；中度，使用短效支气管舒张剂联合抗菌药物，部分患者需在此基础上加用口服糖皮质激素治疗；重度，需要住院或急诊、重症监护病房（ICU）治疗。多数急性加重患者可在门诊接受支气管舒张剂、糖皮质激素及抗菌类药物等治疗，不需要住院；病情较重者应住院治疗；若病情危及生命应尽快收住 ICU。患者慢阻肺急性加重时，医生应根据发病的严重程度决定患者是否需要住院治疗。

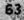

29. 哪些慢阻肺急性加重患者需要住院治疗?

《慢性阻塞性肺疾病诊治指南（2021年修订版）》指出，慢阻肺急性加重患者符合以下任意一条，考虑普通病房住院治疗：

（1）出现严重的症状或者原有症状显著加剧，如突发或者加重的静息性呼吸困难、呼吸频率增快、意识改变。

（2）出现急性呼吸衰竭。

（3）新出现体征或原有体征加重，如发绀、外周水肿。

（4）初始治疗失败。

（5）存在严重并发症，如心力衰竭、新发心律失常。

（6）重度慢阻肺。

（7）频繁急性加重史。

（8）高龄。

（9）家庭或社区支持不足。

符合以下任意一条，考虑收入 ICU 治疗：

（1）严重呼吸困难且对初始治疗反应不佳。

（2）意识障碍（如昏迷等）。

（3）经氧疗和无创机械通气治疗后低氧血症仍持续或进行性和（或）严重/进行性加重的呼吸性酸中毒。

（4）需要有创机械通气。

（5）血流动力学不稳定，需要使用血管活性药物。

30. 慢阻肺急性加重患者的治疗药物有哪些?

　　支气管舒张剂是慢阻肺急性加重的一线基础治疗药物,优先选择单用短效支气管舒张剂,住院患者首选雾化吸入给药,门诊治疗患者可采用经储物罐吸入定量气雾剂的方法。目前,长效支气管舒张剂不作为慢阻肺急性加重的首选治疗药物,在病情趋向稳定时可使用长效支气管舒张剂维持治疗。茶碱类药物同样不推荐作为一线治疗药物,在 β_2 受体激动剂、抗胆碱能药物治疗 12~24 h 后,病情改善效果不理想时可考虑联合应用,但需要监测血药浓度,避免不良反应。对于具备抗菌药物应用指征的患者,需要考虑使用抗菌类药物进行抗感染治疗。雾化吸入布地奈德与静脉输入甲泼尼龙可作为慢阻肺急性加重住院患者的起始治疗药物。

31. 慢阻肺急性加重患者在什么情况下需要抗感染治疗?

　　下呼吸道细菌感染是造成慢阻肺急性加重最常见的原因,对于所有慢阻肺急性加重患者,均应考虑是否存在细菌感染和是否进行抗菌治疗。咳脓性痰是判断下呼吸道细菌感染最敏感的指标,咳白痰或者清痰的患者发生细菌感染的可能性较低,因此患者在同时出现呼吸困难加重、痰量增加和脓性痰这3个主要指标或者需要机械通气治疗时,应该考虑进行抗菌治疗。同时患者以往急性加重的频率以及发生并发症的风险也是评估是否需要抗菌治疗的重要依据。在进行抗菌治疗时,无论是门诊患者还是住院患者,C - 反应蛋白水平都可作为抗菌治疗的参考指标。

32. 慢阻肺急性加重患者抗菌治疗有哪些注意事项?

应根据慢阻肺急性加重患者病情的严重程度和临床症状是否稳定选择抗菌药物类型和给药途径。病情较轻和可以耐受口服药物治疗的患者最好使用口服抗菌药物。静脉用药患者在病情好转后,应改为口服用药。在抗菌治疗2~3 d后,需要对抗菌效果进行评估,如果患者呼吸困难症状改善或者脓性痰减少提示疗效好。对于初始抗菌治疗反应不佳的患者,则需要调整抗菌药物。抗菌治疗的疗程一般不超过1周。对于反复急性加重、初始抗菌治疗疗效不佳、伴有脓性痰的重度急性加重患者,在启动抗菌药物治疗或者改变治疗方案之前,应采集合格痰标本进行痰涂片镜检和培养。

33. 慢阻肺急性加重患者抗菌治疗可以使用哪些药物?

慢阻肺急性加重的常见致病菌包括流感嗜血杆菌、卡他莫拉菌、肺炎链球菌、铜绿假单胞菌。对于没有铜绿假单胞菌感染风险的患者，病情较轻者推荐使用阿莫西林、克拉维酸、克拉霉素、阿奇霉素、莫西沙星、左氧氟沙星、奈诺沙星、一代头孢菌素（如头孢拉定、头孢氨苄）、二代头孢菌素（如头孢呋辛、头孢克洛），病情严重者可选用三代头孢菌素（如头孢地尼、头孢泊肟）。有铜绿假单胞菌感染风险患者如能口服，则可选用环丙沙星，需要静脉用药时则可选择头孢他啶、头孢吡肟、头孢哌酮等药物，同时可加用氨基糖苷类药物（如庆大霉素、链霉素）。

34. 慢阻肺合并其他疾病的患者治疗时应当注意什么?

　　慢阻肺患者在不同阶段都可能合并其他疾病,有些合并症可加重慢阻肺症状,由于部分合并症的症状与慢阻肺类似,在诊疗过程中可能被忽视,同时慢阻肺本身也可对其他疾病产生影响,因此,临床上应注意发现患者的合并症并给予恰当的治疗。一般而言,慢阻肺患者在合并有其他疾病时,应根据各种疾病的治疗指南对合并症进行治疗,治疗原则与未合并慢阻肺者相同,也不要因为患有合并症而改变慢阻肺的治疗策略。例如骨质疏松是慢阻肺的主要合并症,应用全身激素治疗会显著增加骨质疏松的风险,应尽量避免在慢阻肺急性加重时反复使用激素治疗,但即使患者存在骨质疏松,仍应根据慢阻肺的治疗指南治疗慢阻肺。

35. 老年慢阻肺患者的诊治有哪些注意事项?

　　老年人是慢阻肺的高发人群，因呼吸困难症状缺乏特异性，当出现呼吸困难症状时，患者常误以为是年纪大的原因，常常通过自行减少活动来避免症状出现。鉴于此，当老年人出现活动后气短、慢性咳嗽、慢性咳痰中任何一种症状，或反复出现下呼吸道感染时都应考虑慢阻肺的可能性。由于老年患者常合并其他慢性基础疾病，当同时治疗慢阻肺与合并症时，应遵循疾病各自的诊断治疗原则，避免多药治疗时药物之间的影响，尤其是针对肝肾功能减退的老年患者，用药需要特别关注药物的副作用，可通过调整剂量和疗程或更改药物等方法，尽量避免可能出现的不良反应。

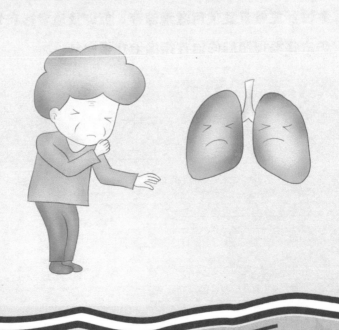

36. 怎样治疗合并哮喘的老年慢阻肺患者?

慢阻肺和哮喘都是常见的慢性呼吸道疾病,我国老年慢阻肺患者中有很多合并有哮喘。与单纯老年慢阻肺患者比较,合并哮喘患者症状更多、肺功能下降速度更快、急性加重更频繁、合并症更常见。因此,需要对老年慢阻肺患者进行全面检查,对于存在哮喘和慢阻肺叠加的患者,首选低/中等剂量 ICS 联合 LABA 治疗,不建议单独使用 LABA。当使用 ICS 联合 LABA 治疗仍不能有效控制症状或出现急性加重时,若患者依从性较好,可以加用 LAMA。对于慢阻肺合并哮喘的患者,需要随访评估治疗效果,及时调整治疗方案。

37. 老年慢阻肺患者应该怎样搭配饮食?

老年慢阻肺患者营养不良、骨质疏松和肌少症的发生率很高，需要保证充足的营养供给。

（1）补充优质蛋白质，比如鸡蛋、鱼肉、大豆等，建议食物中优质蛋白质比例达到 50% 以上，每天蛋白质的摄入量应维持在 1.0~1.5 g/kg 体重，每餐均衡分配。

（2）增加深色蔬菜和水果等富含抗氧化营养素和膳食纤维食物的摄入，适当补充含有维生素 C、维生素 E、硒等的营养补充剂。

（3）每天在正餐外或者锻炼后应额外补充 1~2 次营养制剂、15~20 g 的蛋白质以及 200 kcal 左右的能量。

（4）经常参加户外活动时，应适当增加摄入海鱼、动物肝脏和蛋黄等维生素 D 含量较高的食物。

38. 慢阻肺患者可以接种流感和肺炎疫苗吗?

　　研究表明：接种流感疫苗可降低慢阻肺患者症状的严重程度和病死率，接种 23 价肺炎球菌多糖疫苗可降低 65 岁以下慢阻肺患者肺炎的发病率，并且可以降低慢阻肺的急性加重次数。肺炎球菌疫苗包括 23 价肺炎球菌多糖疫苗和 13 价肺炎球菌多糖疫苗。《老年人流感和肺炎链球菌疫苗接种中国专家建议》和《肺炎球菌性疾病免疫预防专家共识 (2017 版)》推荐 60 岁及以上人群或肺炎链球菌感染的高危人群应接种 23 价肺炎球菌多糖疫苗。慢阻肺患者，尤其是年龄大于 65 岁的患者，建议每年接种流感疫苗。

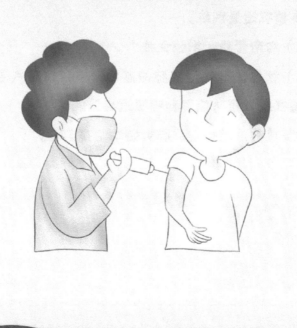

39. 如何预防慢阻肺的发生?

可采取以下措施预防慢阻肺的发生:

（1）对于吸烟人群，戒烟是最主要的预防措施。

（2）尽量避免接触有害气体和有害颗粒，通过更换燃料，改变烹煮方式，安装换气设备等减少室内空气污染。

（3）可以根据身体情况做适当锻炼，一般选择时间短和强度低的项目，如慢跑、快走、太极拳、广播操等。适当增加户外活动时间，以适应气候变化，锻炼耐寒能力，增强呼吸道免疫力。腹式呼吸和缩唇呼吸训练可以锻炼膈肌功能，增加肺泡通气量，改善气体分布，延缓病情进展，建议结合自身情况适量训练。

（4）均衡营养，增强免疫力。

（5）秋冬季节是慢阻肺的高发季节，注意气温变化，及时增减衣服，预防感冒和呼吸道感染。

（6）接种流感疫苗、肺炎链球菌疫苗等。

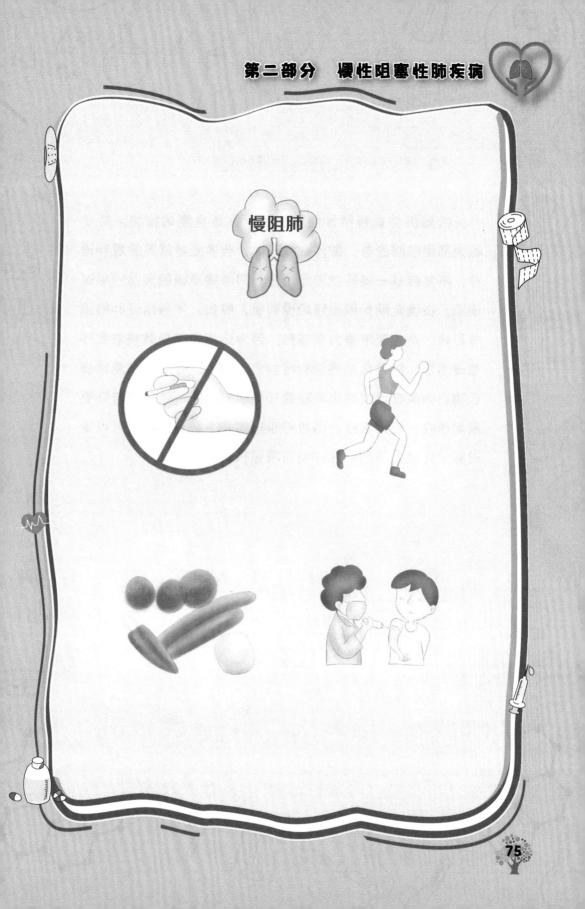

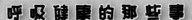

40. 如何预防慢阻肺急性加重?

　　戒烟仍然是预防慢阻肺急性加重最重要的措施。对于稳定期慢阻肺患者,即使症状轻微,也要坚持规范管理和治疗,不能症状一减轻就随意停药,同时需要积极预防呼吸道感染。在稳定期如果出现轻微咳嗽、咳痰,可服用温和的镇咳药物,避免服用强力镇咳药,因为这些药可导致痰液在呼吸道潴留,加重病菌感染和增加气道阻力,可服用适量祛痰药物。如果在稳定期出现轻微呼吸困难症状,应该进行呼吸康复治疗,包括氧疗、缩唇呼吸训练等。在稳定期也可以通过服用免疫调节剂和接种疫苗增强机体免疫力。

第三部分
哮　喘

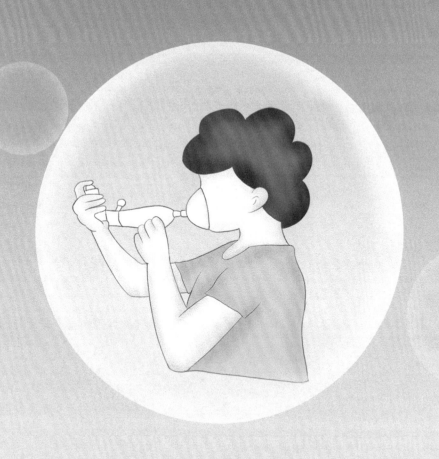

1. 什么是哮喘?

哮喘是一种常见的慢性呼吸道疾病，是由多种细胞以及细胞组分参与的慢性气道炎症性疾病。"慢性气道炎症"正好总结了哮喘的 3 个特点: 慢性病，气道疾病，炎症性疾病。这种慢性炎症导致气道高反应性的发生和发展。哮喘患者会出现反复发作的喘息、气急、胸闷、咳嗽等症状，有气道高反应性和可变的气流受限，这些症状常在夜间和（或）清晨发作、加剧。

2. 哮喘患者的气道会发生哪些变化?

哮喘患者的气道较正常人的气道更加狭窄，通气受到影响，其气道变化主要包括：一是上皮腺体增生和黏液性化生导致黏液分泌过多，阻塞气道。二是基底膜增厚、上皮下纤维化，气道黏膜皱褶数量减少，气道黏膜在支气管平滑肌收缩时从多而细的皱褶变为少而大的皱褶，增加了气道阻力并加重气道狭窄。三是气道平滑肌细胞增生与肥大，增加了气道的收缩力，导致管壁增厚，加重气道狭窄，使气道反应性进一步增高。四是气道黏膜下层和（或）黏膜固有层单位面积内血管数量和所占面积均增加。五是细胞外基质、弹性纤维、气道神经组织也有变化。

3. 哮喘的发病机制是怎样的?

哮喘的发病机制并未完全明确,可能包含以下几个方面:

(1)受遗传因素和外部因素共同影响。

(2)免疫炎症反应。这是多种炎症细胞、炎症介质和细胞因子相互参与、相互作用的结果。

(3)神经机制和神经因素也能导致哮喘的发病。

(4)气道的高反应性,即气道对外界各种刺激因素做出过强或过早的反应。这是哮喘的重要发病因素之一。

(5)变态反应、呼吸道病毒感染、气道重构等。

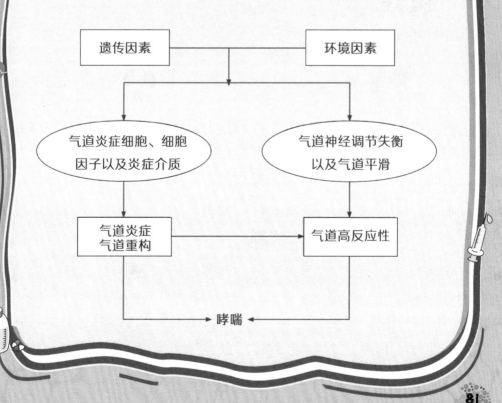

4. 哮喘有哪些危害?

因哮喘发作时气道变狭窄，通气受到影响，所以患者容易出现呼吸急促、胸闷气短、咳嗽等症状。轻度哮喘会影响患者生活质量，导致活动受限、误工等；严重哮喘会导致呼吸困难，有窒息感，甚至会危及生命。哮喘会影响肺功能，容易发展为肺心病、慢阻肺、肺炎等疾病。儿童哮喘患者病情持续、反复发作，不但会影响儿童的健康、生活、学习，也给家庭造成很大精神压力和经济负担。若儿童哮喘治疗不及时或治疗不当，导致肺功能受损，可能发展为成人哮喘且迁延不愈。

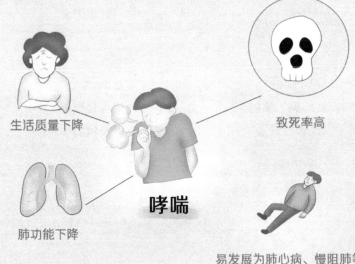

生活质量下降

致死率高

肺功能下降

哮喘

易发展为肺心病、慢阻肺等疾病

5. 哮喘的流行现状如何?

哮喘流行病学调查表明，在过去几十年中，世界各地哮喘患病率一直呈逐年上升趋势。粗略估计，全球约有 3 亿哮喘病人，我国哮喘患病率为 0.5%~5%。2010—2011 年"全国支气管哮喘患病情况及相关危险因素流行病学调查"研究结果显示，我国 14 岁以上人群医生诊断的哮喘患病率为 1.24%，其中新诊断的哮喘患者占 26%。2012—2015 年"中国肺健康研究"结果显示，我国 20 岁及以上人群的哮喘患病率为 4.2%，其中 26.2% 的哮喘患者已经存在气流受限症状。哮喘的控制现状不容乐观，2017 年一项对我国 30 个省市城区门诊哮喘患者控制水平的调查结果显示，我国城区哮喘总体控制率为 28.5%。目前尚缺乏我国边远地区和基层医院哮喘控制率的调查资料，推测其控制率更低。

6. 哮喘的诱发因素有哪些?

哮喘的诱发因素包括:

(1)呼吸道感染,如病毒感染、细菌感染等。

(2)室内变应原,如尘螨、宠物毛发、霉菌等。

(3)室外变应原,如花粉、草粉、柳絮等。

(4)职业性因素,如从事面粉加工、动物饲养、大棚种植及塑料、纤维、橡胶制造等行业。

(5)食物,如富含蛋白质的鱼、虾、蛋、牛奶,还有刺激性食物等。

(6)药物,如阿司匹林、对乙酰氨基酚等。

(7)非变应原因素,如寒冷环境、空气污染、运动、精神紧张、焦虑等。

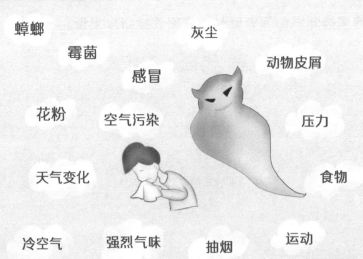

蟑螂　　　　　　　　　灰尘

　　霉菌

　　　　　感冒　　　　　　　　动物皮屑

花粉　　空气污染　　　　　　　　压力

天气变化　　　　　　　　　　　食物

冷空气　　强烈气味　　抽烟　　运动

7. 检测过敏原有哪些方法?

过敏原是诱发过敏性疾病发作的抗原性物质。哮喘患者通常需要找出过敏原,为有效脱敏治疗提供依据。目前检测过敏原的主要方法有体内试验和体外试验。

(1)体内试验:①点刺检测。将点刺液(变应原浸液)滴在患者需要检测的地方,然后再用点刺针轻轻地插入患者体内,观察局部反应。②斑贴检测。用少量接触性变应原接触患者皮肤,观察局部皮肤反应,判断是否对所测的变应原接触过敏。该方法主要用于接触性过敏患者和皮肤炎症过敏患者。③变应原激发试验。将变应原与靶器官(如支气管、消化道等)接触,通过靶器官的反应来确定变应原。

(2)体外试验。通过对患者血清中变应原特异性免疫球蛋白E进行检测,根据免疫学原理测定血液对相关变应原的特异性。

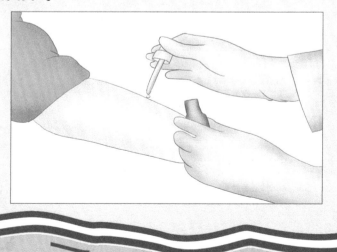

8. 哮喘的典型临床表现有哪些?

根据《支气管哮喘防治指南（2020 年版）》，哮喘的典型临床症状和体征如下：

（1）反复发作性喘息、气促，伴或不伴胸闷或咳嗽，夜间及晨间多发，常与接触变应原、冷空气、物理或化学性刺激以及上呼吸道感染、运动等有关。

（2）发作时及部分未控制的慢性持续性哮喘，双肺可闻及散在或弥漫性哮鸣音，呼气相延长。

（3）上述症状和体征可经治疗缓解或自行缓解。

典型症状

反复喘息

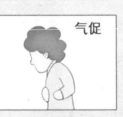

气促

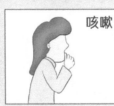

咳嗽

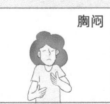

胸闷

不典型症状

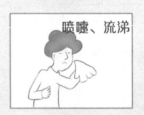

喷嚏、流涕

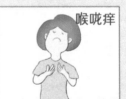

喉咙痒

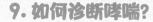

9. 如何诊断哮喘?

根据《支气管哮喘防治指南 (2020 年版)》,对哮喘的诊断,仅仅符合典型哮喘临床症状和体征是不能确诊的,还需要具备气流受限客观检查中的任一条,并除外其他疾病引起的喘息、气促、胸闷及咳嗽,才能确诊。气流受限客观检查如下:

(1) 支气管舒张试验阳性 (吸入支气管舒张剂后,FEV_1 增加 >12%,且 FEV_1 绝对值增加 >200 mL) (除外呼吸道感染)。

(2) 支气管激发试验阳性。一般使用的吸入激发剂为乙酰甲胆碱或组胺,通常以吸入激发剂后 FEV_1 下降 ≥ 20% 判断结果为阳性,提示存在气道高反应性。

(3) 呼气流量峰值 (PEF) 平均每日昼夜变异率 >10%,或 PEF 周变异率 >20%。

临床上还存在着无喘息症状,也无哮鸣音的不典型哮喘,患者仅表现为反复咳嗽、胸闷或其他呼吸道症状。

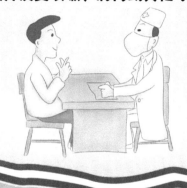

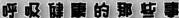

10. 哮喘是怎样分类的?

　　哮喘常分为外源性哮喘、内源性哮喘和混合性哮喘。外源性哮喘通常指过敏性哮喘，多见于有家族遗传史、过敏体质的儿童和青少年，多因吸入过敏原引起哮喘发作；内源性哮喘患者多于成年起病，常见于呼吸道感染；混合性哮喘诱发因素复杂多样且可相互影响。此外，哮喘按不同病因分类，可分为感染性哮喘、运动性哮喘、职业性哮喘、药物性哮喘、月经性哮喘等；按免疫学分类，可分为变态反应性哮喘、非变态反应性哮喘；按发病时间分类，可分为常年性哮喘、季节性哮喘、夜间性哮喘。

11. 儿童哮喘的流行病学特征有哪些?

哮喘是儿童最常见的慢性呼吸道疾病。国内部分地区调查结果显示,我国儿童哮喘患病率为 0.5%~3%。呼吸道感染是我国儿童哮喘发作的第一位诱发原因。年幼儿哮喘发作前常伴随上呼吸道感染及过敏症状,如眼痒、打喷嚏、干咳等。年长儿起病常较突然,多以阵咳开始,继而出现喘息,喘息症状根据哮喘的严重程度而有较大的差异。儿童哮喘男性发病率高于女性,多数患者有婴儿湿疹、过敏性鼻炎、食物过敏史等。如儿童的家人有哮喘史、过敏史,儿童哮喘问题应引起重视。

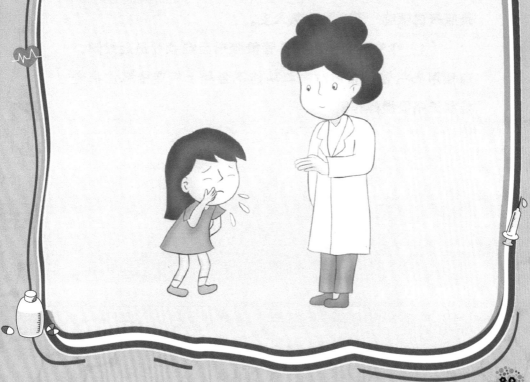

12. 哮喘的鉴别诊断有哪些注意事项?

哮喘应注意与左心功能不全、慢阻肺、上气道阻塞性病变等常见疾病相鉴别。这些疾病在症状、体征、病史等方面与哮喘有所不同。

（1）左心功能不全的呼吸困难是阵发性，端坐也可发生，伴有心悸、粉红色泡沫痰，有高血压或心脏病史。

（2）慢阻肺的呼吸困难是喘息和劳力性的，伴有慢性咳嗽、慢性咳痰，体征为干湿啰音并存，有长期吸烟、有害气体接触等病史。

（3）上气道阻塞性病变的呼吸困难是吸气性的，体征是吸气性喘鸣，可有异物吸入史。

（4）哮喘患者使用支气管舒张剂后症状可迅速缓解，而使用支气管舒张剂对左心功能不全和上气道阻塞性病变症状无明显缓解作用。

13. 哮喘病情评估思路是怎样的?

　　哮喘的病情可从不同分期、分级以及其他信息综合评估。医生需要判断患者是属于急性发作期,还是非急性发作期。若是非急性发作期,要判断其控制水平如何,是良好控制、部分控制还是未控制。若是急性发作期,要判断其病情严重程度,是轻度、中度、重度还是危重。同时综合其他信息,包括患者是否有合并症、触发因素、药物使用情况、心理状况、活动受限情况、未来急性发作的危险因素以及并发症等来评估。

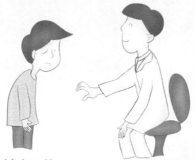

心理状况评分

对刺激反应的评分

活动受限评分

14. 哮喘如何分期?

哮喘的分期可分为急性发作期、慢性持续期和临床控制期。

（1）急性发作期：患者会突然出现喘息、气促、咳嗽、胸闷等症状，或者原有症状突然加重，出现呼吸困难，主要特征为呼气流量降低。

（2）慢性持续期：患者每周均不同频度和（或）不同程度地出现喘息、气急、胸闷、咳嗽等症状。

（3）临床控制期：患者无哮喘典型症状如喘息、气急、胸闷、咳嗽等，并维持1年以上。

15. 如何对哮喘非急性发作期的控制水平进行分级?

判断哮喘非急性发作期（慢性持续期、临床控制期）的控制水平有助于医生及患者据此选择和调整药物治疗方案。在哮喘非急性发作期，根据哮喘患者过去 4 周的症状，可简单将其控制水平分为良好控制、部分控制、未控制 3 个等级。良好控制是无以下任何一项症状，部分控制是有以下 1~2 项症状，未控制是有以下 3~4 项症状。

过去 4 周患者可能存在的症状：①出现日间哮喘症状（喘息、咳嗽、呼吸困难、胸闷或疼痛），每周多于 2 次；②哮喘造成夜醒；③使用缓解性药物，每周多于 2 次；④哮喘妨碍日常活动。

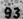

16. 如何对哮喘急性发作期的病情严重程度进行分级?

判断急性发作期哮喘患者的病情严重程度有助于医生及患者选择合适的治疗方法。在哮喘急性发作期,根据患者的症状,可将其病情严重程度分为轻度、中度、重度、危重4个等级。

不需要满足全部指标,只要符合以下某一严重等级的某些指标,则提示为该等级的急性发作。

(1)轻度:步行、上楼时出现气短,可以平卧,时有焦虑,还算安静,呼吸频率轻度增加,呼吸末期才出现散在哮鸣音,脉率每分钟小于100次。

(2)中度:劳动一会儿就出现气短,喜欢坐位,讲话无法连续成句,常以单句讲话。

(3)重度:休息时都会出现气短,体位一般是端坐呼吸,讲话需要一字一字吐出,常伴焦虑、烦躁,大汗淋漓;呼吸频率大于每分钟30次;哮鸣音响亮、弥漫;脉率大于每分钟120次。

(4)危重:不能讲话、嗜睡或意识模糊;出现胸腹矛盾呼吸;哮鸣音减弱,乃至无,脉率变慢或不规则。

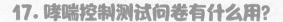

17. 哮喘控制测试问卷有什么用?

哮喘控制测试（ACT）问卷是一种以简单问答的形式来评估患者哮喘控制水平的问卷，不需测试肺功能，操作简便，适合没有肺功能设备的基层医疗机构以及在家中的患者使用。

推荐患者每4周做一次ACT问卷。ACT总评分25分提示哮喘完全控制，稳定3~6个月可以考虑降级治疗；20~24分提示哮喘良好控制，需要继续用药以达到完全控制；16~19分提示哮喘部分控制；5~15分提示哮喘未控制。

ACT问卷及其评分标准

问题	1分	2分	3分	4分	5分	得分
在过去4周内，在工作、学习或家中，有多少时候哮喘妨碍您进行日常活动	所有时间	大多数时候	有些时候	很少时候	没有	
在过去4周内，您有多少次呼吸困难	每天>1次	每天1次	每周3~6次	每周1~2次	完全没有	
在过去4周内，因为哮喘症状（喘息、咳嗽、呼吸困难、胸闷或疼痛），您有多少次在夜间醒来或早上比平时早醒	每周≥4次	每周2~3次	每周1次	1~2次	没有	
在过去4周内，您有多少次使用急救药物治疗（如沙丁胺醇）	每天≥3次	每天1~2次	每周2~3次	每周1次或更少	没有	
您如何评估在过去4周内，您的哮喘控制情况	没有控制	控制很差	有所控制	控制良好	完全控制	

18. 呼气流量峰值监测有何作用?

呼气流量峰值(PEF)是指用力呼气时的最高流量。PEF 监测是一种实时监测哮喘的简单而有用的工具,是检查肺通气功能的常用项目之一,能较好地反映气道的通畅性。PEF 监测可以记录一定时间内 PEF 在各时间点或时间段的变化程度,计算出呼气流量峰值变异率,能较好地反映气道的舒缩功能,主要用于哮喘的诊断和病情监测。PEF 监测分为短期监测和长期监测。短期监测的主要目的是监测哮喘急性加重后的恢复情况,调整治疗后评估治疗反应。长期监测主要适用于预测哮喘急性发作,尤其是那些对气流受限程度感知不敏感患者、既往有突发的严重发作患者以及难治性哮喘患者等。

PEF 平均每日昼夜变异率=至少连续 7 d 每日 PEF 昼夜变异率之和 / 总天数 7。

PEF 周变异率=(2 周内最高 PEF 值−最低 PEF 值)/[(2 周内最高 PEF 值+最低 PEF 值)×1/2]×100%。

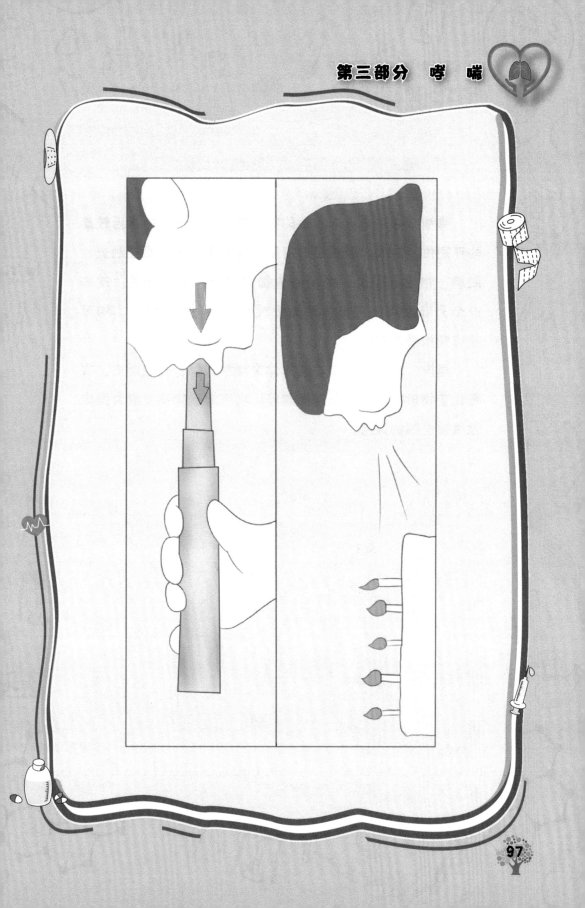

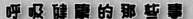

19. 哪些情况的存在会使哮喘病情加重？

哮喘患者若存在未控制的哮喘症状、支气管扩张后较高的可逆性、重大心理或经济问题、吸烟史、过敏原接触史、肥胖、慢性鼻窦炎、明确的食物过敏接触史、妊娠、过去12个月曾因哮喘进行气管插管或者 ICU 治疗等情况，均可使哮喘病情加重。

早产、低出生体重、婴儿体重增加较快、有吸烟史、有毒化学物质接触史、职业暴露等，均可增加哮喘发展为固定性气流受限的风险。

20. 哮喘的并发症有哪些?

  并发症是指一种疾病在发展过程中引起另一种疾病或症状的发生，后者即为前者的并发症。哮喘是一种与免疫功能障碍有关的呼吸系统疾病，对机体的各个系统都会产生重要影响而并发其他疾病。哮喘的并发症较多，轻者影响病情和疗效，重者造成不可逆肺功能损害，可导致慢性并发症，使患者病情恶化甚至死亡。呼吸系统并发症有肺部感染、肺气肿、肺心病、呼吸衰竭、气胸和纵隔气肿、肺不张等；循环系统并发症有心律失常、高血压、心脏骤停等；消化系统并发症有消化道出血，还可导致儿童发育不良及胸廓畸形等。

哮喘的并发症

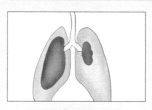

气胸

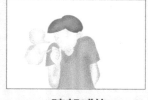

肺部感染

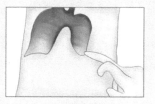

肺不张

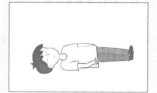

心脏骤停

21. 哮喘的治疗目标是什么?

哮喘的治疗目标是控制症状、预防未来发作的风险。

（1）哮喘急性发作（包括重症哮喘）的治疗目标主要包括尽快缓解气道阻塞、恢复肺功能，同时预防哮喘进一步恶化或再次发作，需制订系统、长期的治疗方案。

（2）哮喘慢性持续期和临床控制期需制订长期管理方案，主要目标是在使用最小有效剂量药物治疗的基础上控制哮喘症状，使肺功能接近正常水平，使患者能参加正常活动。

治疗
实现控制

目标：
哮喘总体控制

评估
哮喘控制

监测
维持控制

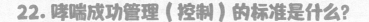

22. 哮喘成功管理（控制）的标准是什么?

哮喘成功管理（控制）的标准包括以下几项：

（1）最少（最好没有）哮喘慢性症状，包括日间、夜间症状。

（2）哮喘发作次数减至最少。

（3）无须因哮喘去急诊。

（4）最少（最好不需要）使用 β_2 受体激动剂。

（5）没有活动限制（包括运动限制）。

（6）PEF 昼夜变异率 <20%。

（7）PEF 正常或接近正常。

（8）最少或没有药物不良反应。

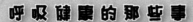
23. 治疗哮喘的药物有哪些?

目前治疗哮喘的药物可分为控制药物和缓解药物，以及重度哮喘的附加治疗药物。

（1）控制药物：需要每天使用并长期维持的药物，主要通过抗炎作用使哮喘维持临床控制，其中包括 ICS、LABA、全身性激素、白三烯调节剂、缓释茶碱等。

（2）缓解药物（急救药物）：急性发作时按需使用，主要作用是迅速解除支气管痉挛，缓解患者哮喘症状，包括速效吸入和短效口服 β_2 受体激动剂、全身性激素、短效茶碱、吸入性抗胆碱能药物等。

（3）重度哮喘的附加治疗药物：主要为生物靶向药物。

治疗哮喘的药物

糖皮质激素
白三烯调节剂
LABA

控制
药物

生物靶
向药物

缓解
药物

速效吸入和短效口服
β_2 受体激动剂
吸入性抗胆碱能药物
短效茶碱

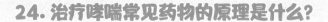

24. 治疗哮喘常见药物的原理是什么?

（1）ICS：是最有效的控制哮喘气道炎症的药物，可有效控制气道炎症、降低气道高反应性，从而减轻哮喘症状，改善肺功能，减少哮喘发作的频率和减轻发作时的严重程度。常见的 ICS 主要有二丙酸倍氯米松、布地奈德、丙酸氟替卡松等。

（2）β_2 受体激动剂：通过对气道平滑肌和肥大细胞等细胞膜表面的 β_2 受体的作用，舒张气道平滑肌、减少肥大细胞和嗜碱性粒细胞脱颗粒和介质的释放、降低微血管的通透性、增强气道上皮纤毛的摆动等，从而缓解哮喘症状。常见的 β_2 受体激动剂主要有沙丁胺醇和特布他林等，是缓解轻中度哮喘急性症状的首选药物。

（3）ICS/LABA 复合制剂：ICS 和 LABA 具有协同的抗炎和平喘作用，联合使用可增加患者的依从性、减少大剂量 ICS 的不良反应，尤其适用于中重度慢性持续哮喘患者的长期治疗。

（4）茶碱：具有舒张支气管平滑肌及强心、利尿、兴奋呼吸中枢和呼吸肌的作用，低浓度茶碱具有一定的抗炎作用。

25. 治疗哮喘常见药物的不良反应有哪些？

（1）ICS：少数患者会出现口咽部的不良反应，如声音嘶哑、咽部不适、念珠菌感染；长期大剂量使用可引起骨质疏松症、高血压、糖尿病、下丘脑－垂体－肾上腺轴的抑制、肥胖症、白内障、青光眼、皮肤变薄、肌无力等。有结核病、寄生虫感染、骨质疏松、青光眼、糖尿病、严重忧郁或者消化性溃疡的哮喘患者应慎用。

（2）β_2 受体激动剂：大剂量使用可引起心悸、手抖、肌颤和低血钾等。

（3）茶碱：影响茶碱代谢的因素较多，如同时使用西咪替丁、喹诺酮类或大环内酯类药物等可影响茶碱代谢而使其排泄减慢，增加其毒性，患者可能出现恶心呕吐、血压下降、心律失常等。

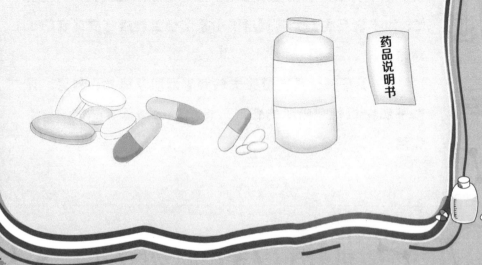

26. 慢性持续期哮喘如何进行药物治疗？

　　一旦诊断明确，应尽早开始哮喘的控制治疗，需要对患者进行连续性的评估，观察疗效并适时调整治疗方案。哮喘患者使用缓解药物时，可按需使用 SABA 或 ICS/ 福莫特罗复合制剂，使用控制药物长期（阶梯式）治疗方案推荐如下（不适用于 6 岁以下儿童）。

　　第 1 级：选用低剂量 ICS，或者不需要选用控制药物。

　　第 2 级：首选药物为低剂量 ICS，其他可选白三烯受体拮抗剂（LTRA）、低剂量茶碱。

　　第 3 级：首选药物为低剂量 ICS/LABA，其他可选中 / 高剂量 ICS、低剂量 ICS/LTRA（或加茶碱）。

　　第 4 级：首选药物为中 / 高剂量 ICS/LABA，其他可选加用噻托溴铵中 / 高剂量 ICS/LTRA（或加茶碱，不适用于12 岁以下儿童）。

　　第 5 级：首选药物为中 / 高剂量 ICS/LABA，同时添加药物治疗，如噻托溴铵（不适用于 12 岁以下儿童）、口服激素、抗 IgE 单克隆抗体、抗 IL-5 单克隆抗体等。

合理用药!

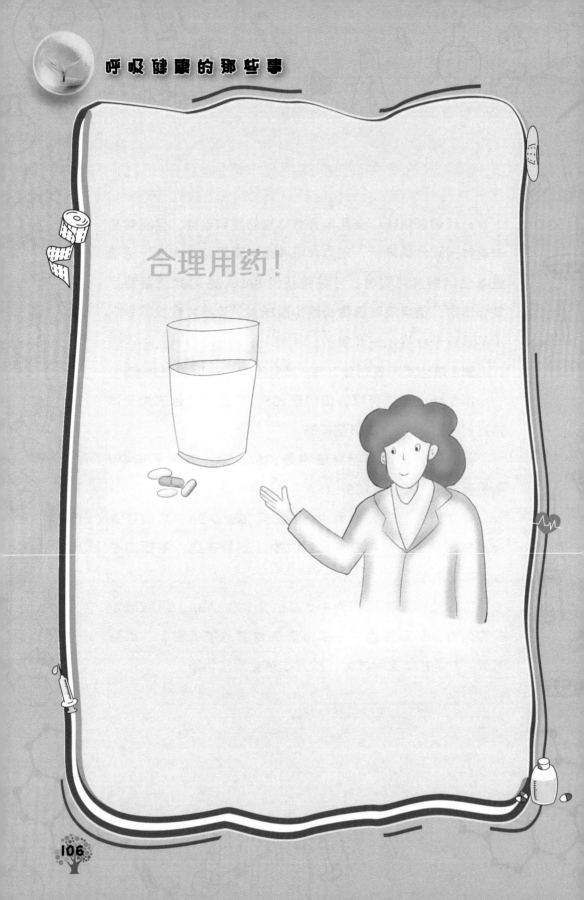

27. 慢性持续期哮喘控制药物长期治疗方案降级原则是什么？

（1）症状稳定：当哮喘症状处于控制中，且肺功能稳定至少 3 个月后，治疗方案可考虑降级。若患者存在急性发作因素或固定性气流受限，应在严密监控下进行降级治疗。

（2）时机合适：时机不合适慎重降级，应避开呼吸道感染、妊娠、旅游等情况。

（3）试验性降级：每一次降级治疗都应视为一次试验，患者需要记录哮喘状态（症状控制、肺功能、危险因素），书写哮喘行动计划，医生密切观察症状控制情况、PEF 变化，定期随访，确保患者有足够的药物恢复到原来的治疗方案。

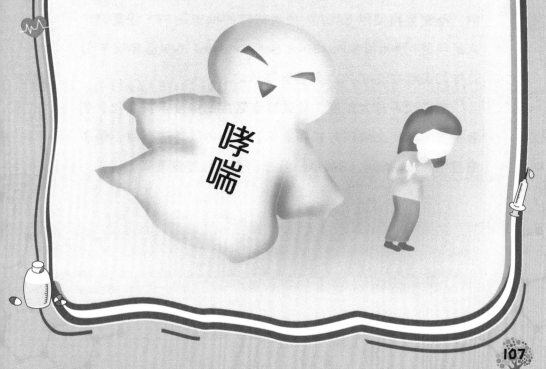

28. 基层门诊患者出现急性或亚急性哮喘发作怎么办？

当基层门诊患者出现急性或亚急性哮喘发作的时候，治疗原则为去除诱因，使用支气管舒张剂、合理氧疗、适时足量全身性糖皮质激素。治疗流程如下：

首先需要评估患者是否为哮喘，了解危险因素，评估严重程度是轻度、中度、重度还是危重。

若患者是轻度到中度，经定量气雾剂和储物罐吸入 SABA 4~10 喷，第 1 h 内每 20 min 可重复 1 次；也可以使用泼尼松龙 0.5~1.0 mg/kg，最大剂量不超过 50 mg。

治疗 1 h 内评估疗效，若患者病情好转就进行离院前评估，不需要再使用 SABA。患者好转的标志是 PEF 恢复到个人最佳值/预测值60%~80%；$SaO_2 > 94\%$（不吸氧情况下）。这样的患者在 2~7 d 内是需要随诊的。

若初次评估为重度、危重或者轻度到中度病情恶化，患者需要转诊到上级医疗机构急诊。在等待转诊过程时，给予患者吸入性 SABA、SAMA、氧疗、全身性糖皮质激素。

29. 什么情况下患者需要转诊?

当患者出现以下情况，建议向综合医院呼吸专科转诊。

（1）当哮喘患者出现中度及以上程度急性发作，经过紧急处理后症状无明显缓解。

（2）患者经过规范化治疗哮喘仍不能得到有效控制。

（3）确诊或者随访时，判断患者需要做肺功能检查，如支气管舒张试验、支气管激发试验、运动激发试验等，而基层并无相关设备。

（4）为明确过敏原，需要做过敏原皮肤试验或血清学检查，而基层无该条件。

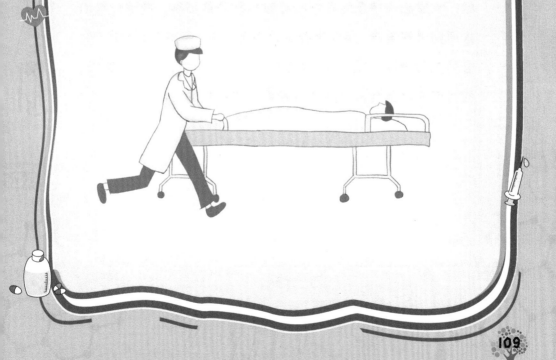

30. 老年性哮喘诊治中应注意哪些问题?

老年人心、肝、肾及神经系统的生理功能不断下降，老年哮喘患者病程长、病情重、并发症较多，常合并冠心病、高血压、脑血管病、糖尿病等疾病，可能有长期吸烟史，常有阿司匹林及非类固醇消炎药、降压药等药物的使用。

老年性哮喘诊断中应注意，哮喘典型症状在老年人人群中约占1/3，老年性哮喘还表现为活动后气短、胸闷、咳嗽，症状缺乏特异性，一些慢性病也会出现相似症状，导致诊断率偏低，甚至诊断错误，应与心源性哮喘、气道异物、气道内外肿瘤及急性肺栓塞等具有呼吸道症状的疾病相鉴别。

老年性哮喘治疗中应注意明确治疗目标，控制好哮喘症状，减缓因哮喘反复发作所导致的肺功能损害，按照分级治疗原则进行治疗，保证患者生活质量，减少药物不良反应（注意糖皮质激素、β_2 受体激动剂、胆碱 M 受体阻断剂、茶碱、阿司匹林以及其他引起支气管痉挛的药物的使用）。

咳! 咳!

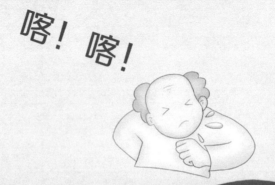

31. 治疗哮喘时如何选择吸入装置?

医生根据哮喘患者病情不同选择不同的吸入装置。

当哮喘病情为轻中度时，可以选择 pMDI、pMDI+ 储雾罐、DPI。pMDI 使用方便，但需要压药与吸气的配合，为此肺部沉积率差异较大，在操作正确的情况下为 10%~15%。使用 pMDI+ 储雾罐肺部沉积率为 20%~30%，但装置体积较大，且塑料储雾罐易产生静电。DPI 便携，但需要一定的吸气速度才能使药物到达肺部，重症和身体衰弱的患者使用效果差。在操作正确的情况下 DPI 的肺部沉积率高于 pMDI 的。

当哮喘患者病情为中度、重度时，可选用 DPI、压缩雾化器溶液雾化剂吸入，后者需要深而慢的潮式呼吸，肺部沉积率约为 10%。

当哮喘患者病情危重时，可选用压缩雾化器或呼吸机（侧孔连接储雾罐）溶液雾化剂吸入，需要深而慢的潮式呼吸，肺部沉积率约为 10%。

32. 如何运用心理疗法治疗哮喘?

哮喘发作易使患者产生焦虑、抑郁等不良情绪,长期不良情绪会影响机体免疫力,通过心理干预可以使患者建立战胜疾病的自信心,改善肺功能,提高生活质量。

(1)认知干预:用通俗易懂的语言给患者讲解哮喘基础知识,帮助患者改变不正确的认知,同时告知其心理治疗的机制——同样的疾病因患者有好的心理会有更好的治疗效果。

(2)心理干预:帮助患者察觉并消除消极的思想情绪,调整心态;让患者掌握几种心理疗法,如宣泄疗法、自由联想疗法、正念冥想法等;让患者习惯对情绪进行识别,了解情绪的走向,脱离情绪的束缚,使患者在心理压力大的时候应付自如。

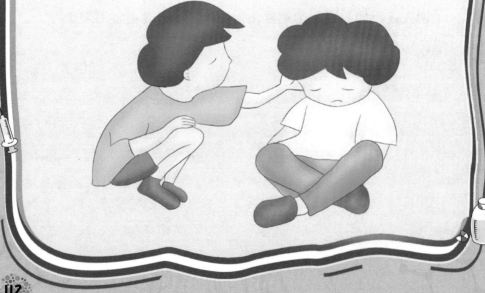

33. 如何对哮喘患者进行长期管理和随访？

医生应该为哮喘患者建立健康档案，定期对哮喘急性发作患者和慢性持续期患者进行随访，随访应包括以下几个方面内容。

（1）评估哮喘控制水平：检查患者的症状或 PEF 日记，评估哮喘控制水平，症状如有加重应分析加重的诱因；评估有无并发症。

（2）了解用药情况：确认患者家中哮喘药品是否齐全，缓解药物逐渐减少至按需使用，控制药物根据患者急性加重的危险因素，选择降级、升级处理。

（3）评估其他治疗问题：评估治疗依从性及影响因素；检查吸入装置使用情况及使用方法的正确性，必要时进行纠正；询问对其他有效干预措施的依从性（如戒烟）；检查哮喘行动计划，哮喘控制水平或治疗方案变化时，应及时更新哮喘行动计划。

34. 哮喘患者如何进行自我监测和管理?

　　自我监测和管理是控制哮喘的关键环节,患者需要启动哮喘行动计划,正确使用峰流速仪并准确书写哮喘日记。

　　(1)哮喘行动计划。书面的哮喘行动计划由医生帮助患者制订,内容包括:自我监测;对治疗方案和哮喘控制水平进行周期性评估;在症状和 PEF 提示哮喘控制水平变化时如何及时调整治疗方案以达到并维持哮喘控制;如何及时接受治疗等。

　　(2)推荐患者治疗期间每日早晚各做 1 次 PEF 测定,并书写以 PEF 记录表为主,附加症状和用药情况的哮喘日记。通过哮喘日记获得的信息,也有助于医生及患者对哮喘严重程度、控制水平及治疗的反应进行正确评估,可以总结和分析哮喘发作与治疗的规律,并据此选择和调整药物治疗方案。

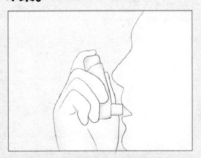

使用哮喘管理工具监测病情

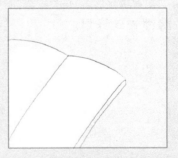

记录哮喘日记

35. 哮喘常识教育的内容有哪些?

　　哮喘患者所了解的疾病相关知识及其所掌握的疾病防控技能可能因患者年龄、文化程度、经济状况、个人意愿等不同而有所不同，但哮喘患者都应学习一定的基本知识和防控技能。哮喘常识教育的内容包括：哮喘的诊断、基本治疗目标、缓解药物与控制药物的差别、潜在的药物不良反应、预防症状及急性发作、认识哮喘加重及应该采取的措施、何时 / 如何寻求医疗服务、如何治疗并发症等。传授内容和方式应当适应患者对健康知识的认知程度。充分讨论患者关心的问题并形成共同目标，可提高常识教育的效果。

36. 如何预防哮喘?

（1）孕妇及胎儿避免烟草环境，母亲在孩子婴儿期避免使用对乙酰氨基酚和广谱抗生素，孕期多进食富含维生素D和维生素E的食物，母乳喂养等均可降低儿童哮喘的发生率。

（2）哮喘患者应避免或减少接触室内外过敏原、病毒、污染物、烟草烟雾等危险因素。

（3）哮喘患者应增强免疫力，选择适宜的运动方式，注重饮食健康，稳定个人情绪。

（4）药物预防，如脱敏治疗可用于过敏性哮喘患者，哮喘菌苗可预防季节性哮喘，色甘酸钠、酮替芬可预防外源性、运动性哮喘。

早上出门戴口罩　　　　　　注意保暖

注意补钙　　　　　　　　　多吃蔬菜水果

适当锻炼

多饮水　　　　　　　　　　及时与医生沟通

不在室内养宠物　　　正常用药，切记不能断药

保持室内空气流通

37. 患有哮喘还能运动吗?

哮喘患者运动要量力而行、循序渐进、持之以恒。

（1）运动时期。症状控制良好的患者可以运动；不建议处于哮喘急性发作期或者哮喘症状未得到控制的患者运动。

（2）运动类型。患者应综合个人体质、性别、年龄等因素科学选择不同的运动项目。可以选择较舒缓的运动，如游泳、散步、慢跑、瑜伽、太极拳等。

（3）运动时要循序渐进，做好运动前热身准备，使体力负荷逐渐增加。

（4）运动环境。避开寒冷、干燥、空气污染、噪声干扰的环境，尽量避免接触过敏原。

（5）运动需要坚持。

（6）运动前最好备有急救药物，如沙丁胺醇等。

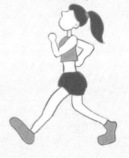

游泳　　　　　　　　　　慢跑

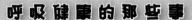

38. 吸烟对哮喘患者有什么危害?

吸烟不仅会诱发哮喘、加重哮喘症状,对哮喘的治疗也有影响。烟中的焦油可引起支气管黏膜分泌黏液增多,导致气道阻力增加;尼古丁等作用于自主神经,可刺激迷走神经而引起支气管痉挛,从而诱发哮喘。吸烟可加重哮喘症状、加速肺功能下降,吸烟哮喘患者气道重塑更严重,其在临床表型、影像学表现和气道炎症方面均较普通哮喘患者更严重。吸烟对哮喘患者临床疗效也有影响,吸烟会降低哮喘患者激素治疗敏感性、反应性。戒烟是哮喘患者提高治疗效果的必要手段。

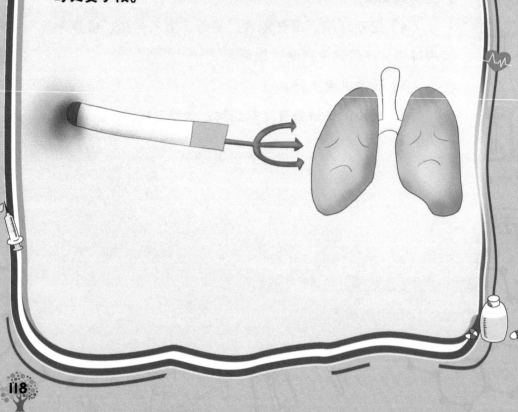

39. 哮喘患者室内（家庭）护理需要注意哪些内容？

（1）避开过敏原：哮喘的发生与天气密切相关，春季气候多变，患者应随时添加衣物，防寒保暖；对带毛的动物过敏者，移走家中宠物，彻底清除残留的宠物毛；家中尽量不用有强烈刺激性气味的物品；常洗床单、被套和枕套，并在阳光下暴晒，防止螨类生存；定期开窗，以保持室内空气新鲜和干净；经常彻底清扫室内，以防蟑螂生存；不要在室内焚香、刷漆、喷洒杀虫剂与清洁剂等。

（2）合理饮食：应以清淡饮食为主，少吃多餐，营养均衡、适量。补充足够的蛋白质、维生素，多吃蔬菜、水果，以增强机体力。忌刺激性食物，食物不宜过冷、过热、过甜、过咸。

（3）加强护理：注意心理防护，避免情绪过度激动。哮喘多在夜间发作，夜间应更加警惕。

40. 哮喘患者室外活动有哪些注意事项?

（1）选择适宜天气。外出时应注意天气变化，选择适宜的天气外出。花粉季节减少外出，避免到高浓度花粉区域；在空气污染严重的天气，减少室外活动，必须外出时应戴口罩。

（2）选择合适的活动项目。避免长时间剧烈运动，避免在冬季、空气干冷情况下进行室外运动。

（3）注意远离职业性因素，如面粉加工，动物饲养，纤维、橡胶制造等。

（4）随身携带应急药物。

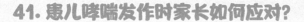

41. 患儿哮喘发作时家长如何应对？

患有哮喘的儿童如果因各种原因在家中突然哮喘发作时，家长可以做如下处理。

（1）心理支持。家长必须镇静，给孩子安全感。

（2）环境。注意室内通风，避免室内灰尘、烟雾、异味刺激。

（3）治疗。让患儿半卧位或坐位，选择缓解类的气雾剂或粉雾剂治疗。

（4）不使用激素类气雾剂治疗，避免对呼吸道产生刺激。

（5）如果症状缓解，患儿应安静休息，家长及时监护和记录发作情况，如有条件，应在每次治疗后用峰流速仪测定峰流速值的变化。

（6）如果通过以上方法不能缓解症状，或者治疗后患儿峰流速值低于正常基线的50%以下，或者发作后症状非常严重，出现呼吸困难，口唇和指甲青灰，行走、说话困难等症状，应及时去医院就诊。

42. 哮喘患者可以怀孕吗?

一般情况下，哮喘患者是可以怀孕的，大部分孕妇可以顺利分娩，但在怀孕过程中应注意尽可能预防哮喘发作，妊娠期一旦哮喘发作，应及时就医。多数哮喘孕妇的哮喘发作次数和严重程度大致与怀孕前相似，且一般孕期哮喘发作并不影响妊娠的进展，故无须终止妊娠。若患哮喘女性的心肺功能正常，可正常怀孕和分娩，其新生儿体重与正常女性分娩的新生儿无明显差别。

长期慢性哮喘的患者由于心肺功能受到严重影响，不能承受妊娠和分娩的负担，故不宜怀孕。一旦怀孕，在分娩时要采取适当的助产措施，缩短产程，减轻产妇负担，以保证母体及胎儿的健康。

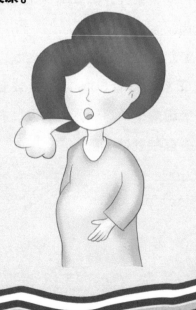

第四部分
鼾　症

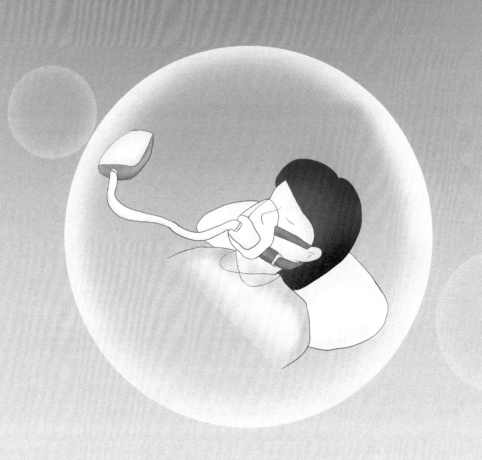

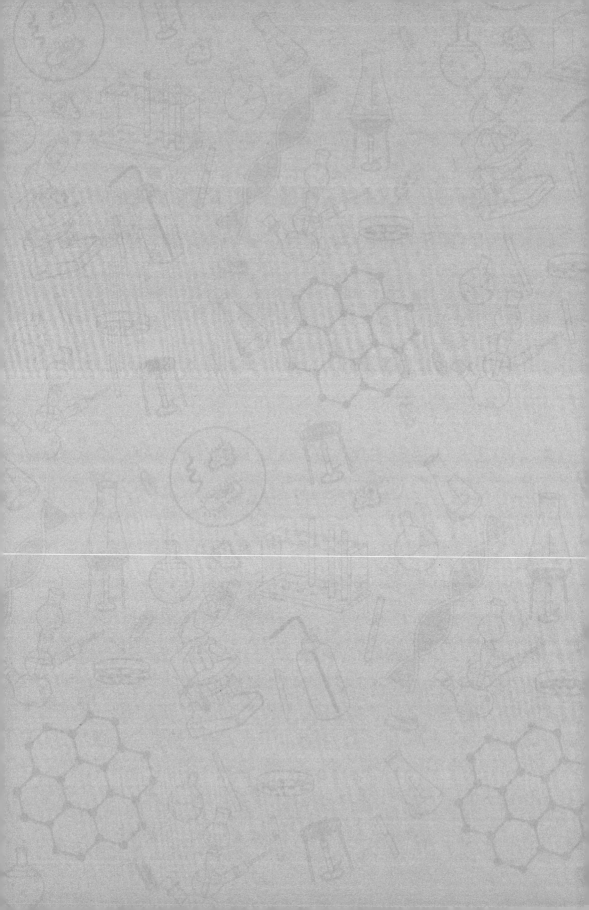

1. 打呼噜是一种病吗?

打呼噜（打鼾）是指睡眠中因上呼吸道狭窄使悬雍垂（腭垂）发生振动而发出的鼾声。部分打鼾是一过性的，即平时不打鼾的人偶尔因为睡姿、劳累、饮酒等原因打鼾，而如果打鼾持续出现，同时伴有睡眠中呼吸中断，则可能是鼾症。

鼾症患者由于睡眠中反复缺氧，可导致睡眠缺陷，白天打盹、疲劳，长期持续的鼾症还会增加高血压、冠心病、心律失常、中风等疾病的风险。

呼噜~呼噜~

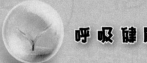

2. 什么是鼾症?

鼾症是由于气道阻塞、气息出入受阻而导致的以睡眠中出现气息滞涩不利、鼾声,甚或呼吸时有停止为主要特征的一种疾病。

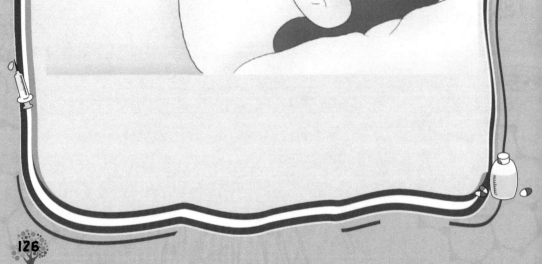

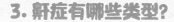

3. 鼾症有哪些类型?

鼾症包括单纯性鼾症与睡眠呼吸暂停低通气综合征（SAHS），SAHS 中又以阻塞性睡眠呼吸暂停低通气综合征（OSAHS）患病率较高，有症状的 OSAHS 患病率约为 4%。

4. 鼾症的危害如何?

轻度鼾症对人体健康危害较小。睡眠中伴有呼吸暂停的鼾症对人体健康危害较大，随着病情发展，会引起身体不同程度的缺氧（如大脑、心脏严重缺氧等）、内分泌紊乱，造成多系统和器官损害，还会导致高血压、冠心病、脑梗死、心律失常、心肌梗死、心绞痛、脑血管意外、糖与脂类代谢紊乱、肺动脉高压、性功能障碍等一系列并发症。

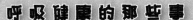

5. 哪些疾病与鼾症有关?

鼻部疾病可引起鼾症，如引起鼻孔狭窄的鼻咽部水肿充血、腺样体增生、鼻咽部肿瘤、鼻部术后瘢痕狭窄等鼻部疾病，以及引起鼻道狭窄的鼻黏膜病变、鼻中隔偏曲、鼻甲肥大等鼻部疾病。口腔疾病可引起鼾症，如引起咽部气道受阻的舌体肥大、舌根后部向下移位、先天性舌根囊肿等。颈部疾病可引起鼾症，如甲状腺肿瘤、其他原发性或转移性肿块压迫等。咽部疾病可引起鼾症，如中枢神经系统失灵、咽肌功能异常，以及扁桃体肥大、颌骨畸形等。其他疾病如胃食管反流、甲状腺功能减退、垂体疾病等也与鼾症有关。

6.如何诊断鼾症?

根据《鼾症中医诊疗专家共识意见》,符合下列任一点即可诊断为鼾症。

(1)临床有典型的夜间睡眠打鼾伴呼吸暂停、日间嗜睡(Epworth 嗜睡量表评分 ≥ 9 分)等症状,查体可见上气道任何部位的狭窄及阻塞,呼吸暂停低通气指数(AHI)≥ 5 次/h 者。

(2)对于日间嗜睡不明显(Epworth 嗜睡量表评分 < 9 分)者,AHI ≥ 10 次/h,或 AHI ≥ 5 次/h 并存在高血压、脑血管疾病、冠心病、认知功能障碍、糖尿病和失眠等 1 项及以上者。

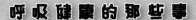

7. 如何预防和护理鼾症?

预防和护理鼾症,需要从以下几方面着手:

(1)提高对疾病的认识,积极配合治疗。

(2)戒烟、戒酒。

(3)加强运动,减轻体重。

(4)合理膳食,清淡饮食,不宜过饱。

(5)避免过度劳累,睡觉时侧卧位或适当抬高枕头。

(6)积极防治可引起鼾症的疾病,如鼻部、口腔、颈部、咽部等部位的疾病。

8. 什么是 SAHS?

SAHS 是指各种原因导致睡眠状态下反复出现呼吸暂停和(或)低通气,引起低氧血症、高碳酸血症、睡眠中断,从而使机体发生一系列病理、生理改变的临床综合征。

9.SAHS 有什么危害?

SAHS 随着病情持续发展，可导致严重并发症，包括高血压、脑血管疾病、呼吸衰竭、肺动脉高压、心律失常等。

10.SAHS 有哪些临床表现?

（1）白天临床表现包括嗜睡、头痛、精神行为异常、头晕乏力等。

（2）夜间临床表现包括睡眠行为异常、打鼾、呼吸暂停、憋醒、多汗、夜尿、多动不安等。

11.SAHS 有哪些类型?

SAHS 有中枢型、阻塞型、混合型。其中，最常见的是阻塞型。

12.OSAHS 的定义是什么?

OSAHS 是一种常见的在睡眠过程中反复出现咽部塌陷引发的疾病，咽部的部分塌陷导致低通气，咽部的完全塌陷导致呼吸暂停。

13. OSAHS 有何临床表现?

根据《成人阻塞性睡眠呼吸暂停基层诊疗指南》，OSAHS 临床上可表现为打鼾，鼾声大且不规律，夜间有窒息感或被憋醒，睡眠紊乱，白天出现嗜睡，记忆力下降，严重者出现认知功能下降、行为异常。

14. OSAHS 的危险因素有哪些?

（1）肥胖，即 BMI ≥ 28 kg/m²。

（2）患病率在成年后随年龄增长而增加，女性患病率绝经期后较绝经前增加。

（3）上气道解剖异常，包括鼻腔阻塞、扁桃体肥大、软腭松弛、悬雍垂过长或过粗、咽腔狭窄、咽部肿瘤、咽腔黏膜肥厚、舌体肥大、舌根后坠、下颌后缩及小颌畸形等。

（4）有 OSAHS 家族史。

（5）长期大量服用肌肉松弛、镇静、催眠类药物。

（6）长期吸烟、大量饮酒。

（7）其他相关疾病，如甲状腺功能低下、肢端肥大症、心功能不全、胃食管反流及神经肌肉疾病等。

15. 哪类人群是 OSAHS 的高危人群?

难治性高血压、充血性心力衰竭、心房颤动、夜间心律失常、脑卒中、肺动脉高压等疾病的患者和肥胖、职业司机、减重等人群是 OSAHS 的高危人群。

16. OSAHS 有哪些临床表现?

（1）白天临床表现包括嗜睡明显、疲劳、醒后精力未恢复、记忆力下降，严重者可出现心理、智力、行为异常。

（2）夜间临床表现包括习惯性打鼾且鼾声不规律，呼吸中断，呼吸及睡眠节律紊乱，反复出现呼吸暂停，因喘息、憋气或窒息而醒，夜尿增多，晨起头痛或口干。

17. 如何诊断 OSAHS？

根据《成人阻塞性睡眠呼吸暂停基层诊疗指南》，满足条件（1）和（2）或仅满足条件（3）可以诊断为 OSAHS。

（1）临床出现以下任何一项及以上症状：①白天嗜睡、醒后精力未恢复、疲劳或失眠。②夜间因憋气、喘息或窒息而醒。③习惯性打鼾、呼吸中断。④高血压、脑卒中、2 型糖尿病、冠心病、心力衰竭、心房颤动、情绪障碍、认知障碍。

（2）多导睡眠监测或便携式诊断仪监测：AHI ≥ 5 次/h，以阻塞型事件为主。

（3）无上述症状，多导睡眠监测或便携式诊断仪监测：AHI ≥ 15 次 / h，以阻塞型事件为主。

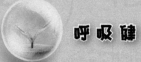

18. 如何开展 OSAHS 三级预防?

（1）一级预防：戒烟、戒酒，控制体重，开展睡眠健康教育。

（2）二级预防：早发现、早诊断、早治疗，防止 OSAHS 发展为中重度。

（3）三级预防：确诊患者要积极治疗，减少疾病带来的不良作用，预防或延缓并发症，提高生活质量和劳动能力。

19. 什么是多导睡眠监测?

　　多导睡眠监测是通过导联线连接人体和多导睡眠监测设备，然后通过一些睡眠装置来采集并保存睡眠数据。睡眠监测分为实验室睡眠监测和实验室外睡眠监测（家庭式监测），主要监测睡眠情况（睡眠潜伏期、睡眠时间及睡眠效率等）、鼾声、呼吸暂停、低氧情况、肢体运动、是否有异常脑电、心率变化等。通过夜间连续监测，可以了解打鼾者有无呼吸暂停、呼吸暂停的次数、呼吸暂停的时间、发生呼吸暂停时最低动脉血氧值及对身体健康影响的程度。多导睡眠监测主要用于诊断睡眠呼吸障碍，也可用于其他睡眠障碍的辅助诊断。

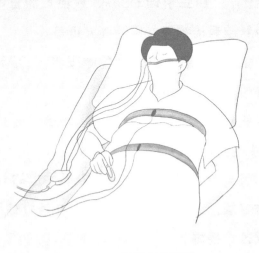

睡眠监测

20. 如何治疗 OSAHS？

根据《成人阻塞性睡眠呼吸暂停基层诊疗指南》，OSAHS 是一种慢性疾病，应进行长期、多学科的治疗管理。治疗上包括内科治疗、行为治疗和外科治疗。治疗目标应当是解除睡眠呼吸暂停，纠正睡眠期低氧，改善睡眠结构，提高睡眠质量和生活质量，降低 OSAHS 的相关合并症发生率和病死率。

治疗方法包括以下几个方面。

（1）危险因素控制：包括饮食控制、加强锻炼、戒酒、戒烟、慎用镇静催眠药物及其他可引起或加重 OSAHS 的药物。

（2）病因治疗：纠正引起 OSAHS 或使之加重的基础疾病，如应用甲状腺素治疗甲状腺功能减低等。

（3）体位治疗：对患者进行体位睡眠培训，尝试教给患者一些实用办法。

（4）无创气道正压通气（CPAP）治疗：这是成人 OSAHS 患者的首选和初始治疗手段。

（5）口腔矫治器：适用于单纯鼾症及轻中度的 OSAHS 患者，特别是有下颌后缩者。可以作为 CPAP 治疗或手术治疗的补充或替代治疗措施。

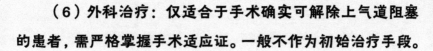

（6）外科治疗：仅适合于手术确实可解除上气道阻塞的患者，需严格掌握手术适应证。一般不作为初始治疗手段。

（7）合并症的治疗：对于并发症及合并症应给予相应治疗。

需要注意的是，目前尚无疗效确切的药物可以治疗OSAHS。

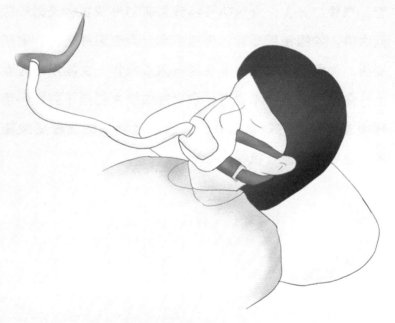

家庭 CPAP 治疗

21. 什么是呼吸机？呼吸机都有哪些类型？

　　呼吸机是一种能代替、控制或改变人的正常生理呼吸，增加肺通气量，改善呼吸功能，减少呼吸功消耗的装置。呼吸机已广泛用于治疗各种原因所致的呼吸衰竭、大手术期间的麻醉呼吸管理、呼吸支持治疗和急救复苏等。

　　按照使用时是否需要建立人工气道（经鼻或经口气管插管、气管切开），呼吸机可以分为有创呼吸机和无创呼吸机两大类。按照使用场合，呼吸机可分为医用呼吸机和家用呼吸机。医用呼吸机需由专业医务人员操作，主要用于抢救、治疗危重患者或手术患者；家用呼吸机主要用于鼾症和慢性呼吸衰竭患者的居家治疗，可由经过培训的患者或家属使用，也可用于医疗机构。

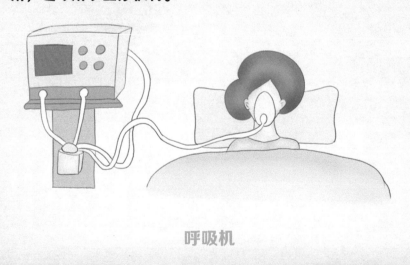

呼吸机

22. 使用呼吸机治疗 OSAHS 需要注意什么？

（1）根据《成人阻塞性睡眠呼吸暂停基层诊疗指南》，使用呼吸机进行 CPAP 治疗的适应证包括：①中度、重度 OSAHS；②轻度 OSAHS 但临床症状明显，合并或并发心脑血管疾病、糖尿病等；③ OSAHS 患者围手术期治疗；④经过手术或其他治疗后仍存在的 OSAHS；⑤ OSAHS 合并慢阻肺。

（2）患者存在以下情况时，医生应谨慎评估并权衡利弊方可使用呼吸机治疗 OSAHS ：①肺大泡、气胸或纵隔气肿；②心脏疾病未得到控制或血压不稳；③脑脊液漏、颅脑外伤或颅内积气；④急性中耳炎、鼻炎、鼻窦炎感染未控制时；⑤青光眼。

23. 什么时候 OSAHS 患者需要进行外科手术治疗？要注意哪些问题？

不能耐受 CPAP 治疗或 CPAP 治疗失败的患者、存在明显解剖性梗阻（如腭部或舌扁桃体肥大）的患者可以考虑进行外科手术治疗。外科手术治疗的目的是纠正鼻部、腭后区和舌根后 / 下咽区的梗阻（许多 OSAHS 患者都存在多重梗阻）。对考虑行外科手术治疗的患者，应首先评估其解剖病变情况，并进行彻底的体格检查，整体评估其身体状况，包括完整的病史、外科手术史及部分重要生命体征，如血压和 BMI。手术的方式包括鼻中隔成形术、鼻甲缩减术、悬雍垂腭咽成形术、舌根部分组织切除术等。

第五部分
其他相关问题

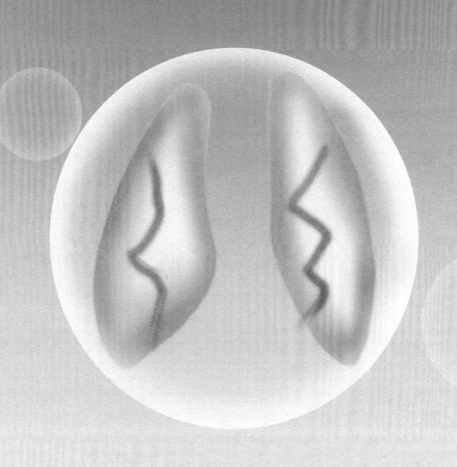

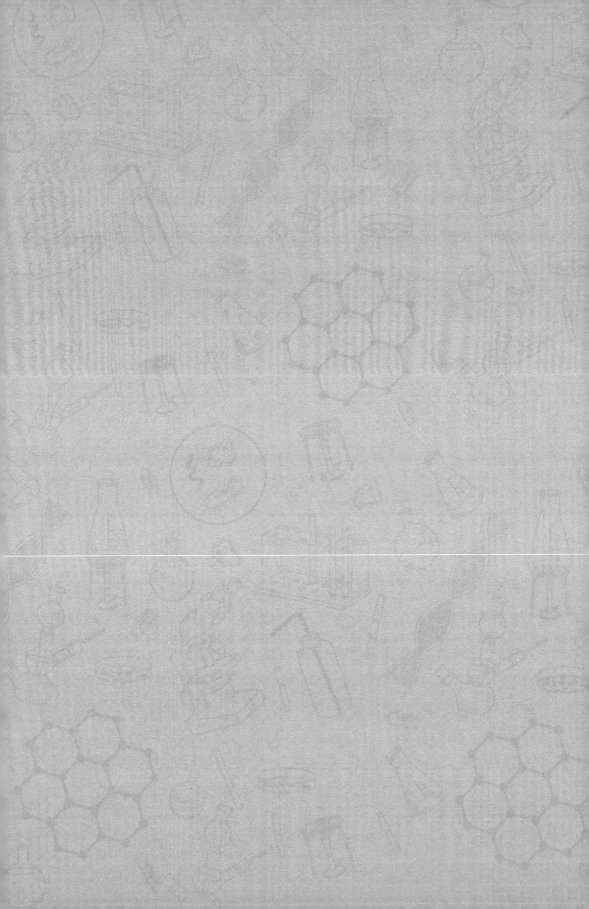

1. 肺炎疫苗是什么?

肺炎是世界范围内引起死亡的重要原因之一，主要由肺炎链球菌感染所致，肺炎链球菌还可引起脑膜炎、中耳炎、菌血症等。接种肺炎疫苗是预防肺炎的最主要措施。

目前普遍应用的预防肺炎链球菌感染的疫苗主要有肺炎多糖疫苗和肺炎蛋白结合疫苗两类。多糖疫苗为PPSV23，能覆盖23种常见的肺炎链球菌血清型，适用于2岁以上人群。蛋白结合疫苗为七价肺炎球菌结合疫苗或十三价肺炎球菌多糖结合疫苗，可用于2岁以下婴幼儿。在接种疫苗后2~3周，均能产生抵抗所有或大部分肺炎链球菌的保护性抗体。

2. 流感疫苗是什么?

流行性感冒（简称流感）是由流感病毒引起的一种急性呼吸道传染病，严重危害人群健康。根据病毒核蛋白和基质蛋白，分为甲、乙、丙、丁（或 A、B、C、D）四型。根据世界卫生组织的估计，每年有多达 65 万人死于流感。

接种流感疫苗是用于预防流感的最主要措施，每年接种流感疫苗是预防流感最有效的手段，可以显著降低接种者罹患流感和发生严重并发症的风险。

由于流感病毒易发生变异，为匹配不断变异的流感病毒，世界卫生组织会定期更新推荐的流感疫苗组分。每年在流行季节前接种一次流感疫苗，免疫力可持续 1 年。

原则上，6 月龄及以上所有愿意接种流感疫苗并且没有禁忌证的人都可以接种流感疫苗。

3. 老年人应该接种肺炎疫苗和流感疫苗吗？多久接种一次？

根据《老年人流感和肺炎链球菌疫苗接种中国专家建议》，老年人由于存在免疫反应降低、肺顺应性下降、呼吸肌肌力减弱、咳嗽反射减弱、多病共存及营养不良等因素，是肺炎和流感的高危人群，且老年人患肺炎和流感后的重症率和病死率较高，因此接种疫苗应作为老年人预防肺炎和流感的重要手段。

60 岁及以上老年人建议每年流感流行季节前接种 1 剂三价灭活流感疫苗。因流感病毒容易发生变异，流感疫苗需每年接种才可能获得较好的保护作用。

60 岁及以上老年人建议接种 PPSV23，基础接种为 1 剂，不推荐免疫功能正常者再次接种。然而，存在严重肺炎链球菌感染高危因素且首次接种已超过 5 年者，建议再接种 1 次。5 年内未接种疫苗的 65 岁及以上者（包括前次接种时不到 65 岁者），可再接种 1 次。患有慢性基础疾病者应优先接种。

4. 为什么儿童容易发生误吸？如何避免？

异物被误吸进入气道导致的窒息是儿童重要的意外伤害和死亡原因，一旦发生，常导致严重后果。从主观上看，儿童缺乏对于窒息风险的认知；从生理上看，儿童喉部神经反射发育还不完善，咽喉部对异物的反应比成人迟钝，吃进东西后容易发生呛咳，从而误吸进入呼吸道。

要避免孩子发生误吸后窒息，应当做到以下几点：

（1）避免给孩子吃花生米、核桃、瓜子、果冻、布丁等。

（2）把笔帽、笔芯、硬币等小的固体物放在孩子无法接触到的地方，不要给孩子玩有小零件的玩具。

（3）对于年纪较大的孩子，应教育其养成良好的进食习惯，吃饭时保持安静、避免说笑，不要将任何食物以外的东西放在嘴里玩。

（4）孩子应始终在成年人的监护下玩耍。

5. 儿童误吸异物导致窒息如何急救?

儿童误吸异物导致窒息,应当紧急行海姆立克急救法,同时联系急救人员。

海姆立克急救法也叫腹部冲击法,是专门抢救急性呼吸道被异物阻塞从而引起呼吸困难的方法,是目前世界上公认有效的抢救方法之一。其原理主要是冲击患者的上腹部,令腹部的膈肌迅速上抬,胸腔的压力突然增加,从而给气道一股向外的冲击力,使气道异物排出。

对于儿童,可以推压腹部,让患儿立位或卧在坚硬的平面物体上,抢救者把一手紧贴在孩子的腹部脐与剑突之间,同时向上快速冲击式按压,另一只手要放在胸壁上,反复多次对胸腔内加压,坚持操作直到异物咳出。

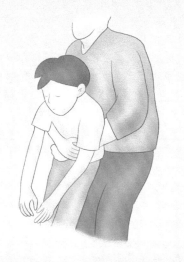

海姆立克急救手法

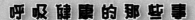
呼吸健康的那些事

6. 如何反驳"某人长期吸烟也没得癌症，还活了七八十岁"这样的说法？

首先应该明确，个别案例在科学上是没有说服力的，应当以普遍规律为准。根据《中国吸烟危害健康报告》，吸烟者的平均寿命要比不吸烟者缩短约 10 年。

烟草烟雾中含有 69 种已知的致癌物，这些致癌物会引发机体内关键基因突变，正常生长控制机制失调，最终导致细胞癌变和恶性肿瘤的发生。有充分的证据表明，吸烟可以导致肺癌、喉癌、食管癌、胃癌、肝癌、胰腺癌、肾癌、膀胱癌和宫颈癌等，而戒烟可以明显降低这些癌症的发病风险。此外，有证据提示，吸烟还可以导致结肠直肠癌、乳腺癌和急性白血病。

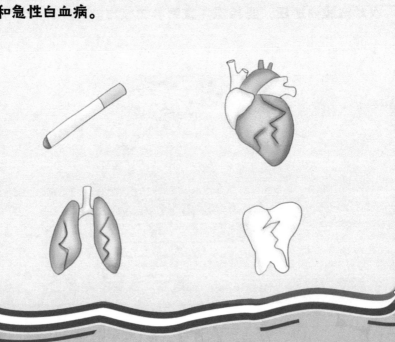

7. 电子烟、低焦油卷烟和中草药卷烟对健康的危害更小吗?

近年来,烟草公司推出了"低焦油卷烟"和"中草药卷烟"以促进消费,但研究证实,这些烟草产品并不能降低吸烟对健康的危害,反而容易诱导吸烟,影响吸烟者戒烟。不存在无害的烟草制品,只要吸烟即有害健康。

有充分证据表明,电子烟是不安全的,会对健康产生危害。电子烟会对青少年的身心健康和成长造成不良影响,同时会诱导青少年吸烟。

有充分证据表明,相比于吸普通卷烟,吸烟者在吸"低焦油卷烟"的过程中存在"吸烟补偿行为",包括用手指和嘴唇堵住滤嘴上的透气孔,加大吸入烟草烟雾量和增加吸烟支数等。"吸烟补偿行为"的存在使吸烟者吸入的焦油和尼古丁等有害成分并未减少。

8. "二手烟"有哪些危害?

　　"二手烟"中含有大量有害物质及致癌物,不吸烟者暴露于"二手烟"中,同样会增加吸烟相关疾病的发病风险。有充分的证据表明"二手烟"暴露可以导致肺癌、烟味反感、鼻部刺激症状和冠心病。此外,有证据提示"二手烟"暴露还可以导致乳腺癌、鼻窦癌、成人呼吸道症状、肺功能下降、支气管哮喘、慢阻肺、脑卒中和动脉粥样硬化。"二手烟"暴露对孕妇及儿童健康造成的危害尤为严重,有充分证据表明孕妇暴露于"二手烟"中可以导致婴儿猝死综合征和胎儿出生体重降低。此外,有证据提示孕妇暴露于"二手烟"中还可以导致早产、新生儿神经管畸形和唇腭裂。有充分的证据表明儿童暴露于"二手烟"中会导致呼吸道感染、哮喘、肺功能下降、急性中耳炎、复发性中耳炎及慢性中耳积液等。此外,有证据提示儿童暴露于"二手烟"中还会导致多种儿童癌症,加重哮喘患儿的病情,影响哮喘的治疗效果,而母亲戒烟可以降低儿童发生呼吸道疾病的风险。

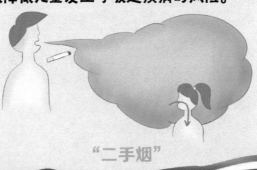

"二手烟"

9. 为什么说"任何时候戒烟都不晚"？

（1）戒烟后可获得短期及长期收益。

戒烟 20 min 内：心率、血压降低。

戒烟 12 h 后：血液中一氧化碳水平恢复正常。

戒烟 2~12 周：心肺功能改善。

戒烟 1~9 个月：咳嗽、气促症状好转。

戒烟 1 年后：冠心病风险降至吸烟者一半。

戒烟 5 年后：中风风险降至不吸烟者水平。

戒烟 10 年后：肺癌风险降至吸烟者一半，口腔癌、喉癌、食管癌、膀胱癌、宫颈癌、胰腺癌的风险也有所降低。

戒烟 15 年后：冠心病风险降至不吸烟者水平。

（2）已因吸烟出现健康问题者，在各年龄段戒烟均可获得收益。

30 岁时戒烟：增加约 10 年的期望寿命。

40 岁时戒烟：增加约 9 年的期望寿命。

50 岁时戒烟：增加约 6 年的期望寿命。

60 岁时戒烟：增加约 3 年的期望寿命。

（3）在致命疾病发病后戒烟也可获得收益，如首次心梗发作后立即戒烟，可减少 50% 的二次心梗风险。